Andreas Seidel | Sonja Schneider | Petra Anna Steinborn
Praxishandbuch Autismus

Andreas Seidel | Sonja Schneider |
Petra Anna Steinborn

Praxishandbuch Autismus

ICF-orientiertes Arbeiten: Beratung, Diagnostik und Unterstützungsplanung für Menschen mit Autismus-Spektrum-Störung

BELTZ JUVENTA

Die Autor_innen

Prof. Dr. med. Andreas Seidel lehrt an der Hochschule Nordhausen in den Studiengängen der Sozialen Arbeit, Heilpädagogik sowie Transdisziplinäre Frühförderung. Seine Arbeits- und Forschungsschwerpunkte sind Sozialpädiatrie, chronische Gesundheitsstörungen und Behinderung sowie die Internationale Klassifikation der Funktionsfähigkeit, Behinderung und Gesundheit (ICF).

Sonja Schneider (M.A. Therapeutische Soziale Arbeit) arbeitet als Sozialarbeiterin in der Psychiatrie sowie freie Dozentin und Lehrbeauftrage an der Hochschule Nordhausen. Ihre Arbeitsschwerpunkte als Dozentin sind die Themenbereiche psychische Störungen und Traumapädagogik sowie Bundesteilhabegesetz (BTHG), ICF-orientierte Bedarfsermittlung und Teilhabeberatung.

Petra Anna Steinborn (Dipl.-Pädagogin) arbeitet in der Autismusförderung mit Klient:innen unterschiedlicher Altersbereiche. In ihrer beruflichen Praxis beschäftigt sie sich mit dem ICF-orientierten Arbeiten in der Beratung, Hilfeplanung und Dokumentation (Förderplanung, Förderberichterstellung) unter besonderer Berücksichtigung von Personenzentrierung und Partizipation.

MIX
Papier | Fördert gute Waldnutzung
FSC www.fsc.org FSC® C089473

Dieses Buch ist erhältlich als:
ISBN 978-3-7799-6602-9 Print
ISBN 978-3-7799-6603-6 E-Book (PDF)

1. Auflage 2021

in der Verlagsgruppe Beltz · Weinheim Basel
Werderstraße 10, 69469 Weinheim

Herstellung: Ulrike Poppel
Satz: Helmut Rohde, Euskirchen
Druck und Bindung: Beltz Grafische Betriebe, Bad Langensalza
Printed in Germany

Weitere Informationen zu unseren Autor_innen und Titeln finden Sie unter: www.beltz.de

Vorwort

Menschen mit Autismus-Spektrum-Störung benötigen oft Unterstützungen im Alltag, damit sie teilhaben können. Um Fördermaßnahmen, die über die Eingliederungshilfe angeboten werden, zu erhalten, ist vor dem Hintergrund der gesetzlichen Änderungen im Rahmen des Bundesteilhabegesetzes eine Bedarfsermittlung nach § 118 SGB IX notwendig. Eine besondere Bedeutung kommt somit der Bedarfsermittlung zu, die sich am bio-psycho-sozialen Modell der ICF (Internationale Klassifikation der Funktionsfähigkeit, Behinderung und Gesundheit) orientiert. Die ICF stellt eine gemeinsame Sprache für die Beschreibung des Gesundheitszustands eines Menschen zur Verfügung, um die Kommunikation zwischen Betroffenen, Fachleuten im Sozial- und Gesundheitswesen, Forschern, Politikern und der Öffentlichkeit zu verbessern. Ein Grundwissen zur ICF ist also nicht allein nützlich, sondern notwendig für alle, die sich mit dem Thema Autismus-Spektrum-Störung befassen.

Der Band führt übersichtlich in die Thematik ein und setzt die gesetzlichen Rahmenbedingungen (Personenzentrierung, Teilhabeorientierung) in Fallbeispielen zum Themenbereich Autismus-Spektrum-Störung anschaulich um. Für die praktische Ausgestaltung und Umsetzung von Förder- und Handlungsplänen werden smarte Ziele und Maßnahmen für Unterstützungen fallorientiert beschrieben. Im Ergebnis steht ein Lehr- und Lernbuch, das zugleich Fachkräften und Betroffenen eine praxisnahe und verständliche Anleitung für die ICF-orientierte Bedarfsermittlung im Alltag bietet.

Inhalt

I Allgemeines

1 Die ICF und das bio-psycho-soziale Modell: Von der Diagnose zum Gesundheitszustand

Die Abkürzung ICF steht für *I*nternational *C*lassification of *F*unctioning, Disability and Health oder auf Deutsch: Internationale Klassifikation der Funktionsfähigkeit, Behinderung und Gesundheit. Entwickelt und herausgegeben wurde und wird diese Klassifikation von der Weltgesundheitsorganisation, der WHO; die ICF wird weltweit benutzt (WHO 2001). Aktuell gibt es eine Version für Erwachsene (ICF) und eine Version für Kinder und Jugendliche (ICF-CY; C steht dabei für *c*hildren/Kinder und y für *y*outh/Jugendliche) (WHO 2007). Die deutsche Version der ICF-CY wurde erstmals 2011 veröffentlicht (WHO 2017). Da die WHO entschieden hat, beide Versionen der ICF (also die Version für Erwachsene und die Version für Kinder und Jugendliche) zusammenzuführen, wird im weiteren Text und in diesem Buch immer der Begriff ICF für beide Versionen benutzt. Auch in Deutschland wird in den nächsten Jahren also nur noch „eine ICF-Version“ genutzt werden – für alle Menschen.

Mit der ICF soll der individuelle Gesundheitszustand (als aktueller Gesundheitsstatus) einer Person näher beschrieben werden, damit besser ausgedrückt werden kann, wie es einem Menschen mit einer Gesundheitsstörung im Alltag geht („Ist-Zustand“). Die Beschreibung einer Diagnose (einer tiefgreifenden Entwicklungsstörung bzw. aus dem Autismus-Spektrum) ist dafür nicht ausreichend, da eine Diagnose alleine nicht deutlich machen kann, ob und welche Unterstützungen eine Person aktuell im Alltag benötigt. Für die Beschreibung des (aktuellen) Gesundheitsstatus eines Menschen werden alle neun Lebensbereiche dieser Person angeschaut, unter besonderer Berücksichtigung der Kontextfaktoren (also die materielle Umwelt, andere Menschen im Umfeld, Einstellungen anderer Menschen/der Gesellschaft etc.). Die ICF basiert damit auf einem bio-psycho-sozialen Modell. Das heißt, dass biologisch-medizinische Aspekte ebenso und gleichberechtigt betrachtet werden wie psychosoziale Faktoren, die für den jeweiligen Menschen von Bedeutung sind. Das Besondere ist dabei, dass die ICF eine einfach zu lernende gemeinsame Sprache zur Verfügung stellt, um die Kommunikation zwischen verschiedenen Benutzern (Menschen mit Beeinträchtigungen und Fachleuten) zu verbessern. Die WHO weist darauf hin, dass die ICF auf alle Menschen bezogen werden kann, und eben nicht nur auf Menschen mit Behinderungen. Mit anderen Worten, die ICF ist universell anwendbar (WHO 2001, WHO 2007, Mukaino et al. 2020).

Die ICF wurde in einem mehrjährigen Prozess unter Mitwirkung von unterschiedlichen Fachleuten (Gesundheitswissenschaftler:innen, Mediziner:innen, Pädagog:innen, Philosoph:innen, Politiker:innen, Sozialarbeiter:innen, Psycholog:innen, Therapeut:innen etc. einschließlich der Selbsthilfe) in verschiedenen Arbeitsgruppen auf der ganzen Welt unter der Leitung der WHO ausgearbeitet und wird kontinuierlich weiterentwickelt. Die ICF ist somit ein „interdisziplinärer Kompromiss" für die Beschreibung von Gesundheitszuständen, den Fachleute aus dem Gesundheits- und Sozialbereich (von allen Kontinenten der Erde) „ausgehandelt" haben. Das heißt auch, dass die ICF keine „wirkliche" wissenschaftlich-theoretische Grundlage hat – sie ist ein Klassifikationssystem, welches das Ergebnis eines auf Erfahrungen beruhenden Aushandlungsprozesses ist.

2001 wurde die ICF von den Mitgliedsstaaten der WHO unterschrieben; die deutsche Übersetzung erfolgte 2005. Seitdem wird die ICF in Deutschland bereits genutzt, am Anfang insbesondere in der Sozialmedizin, Rehabilitation und Frühförderung. Die ICF-CY als Version für Kinder (children) und Jugendliche (youth) wurde 2007 von der WHO verabschiedet und liegt in der deutschen Übersetzung seit 2011 vor (Seidel 2015).

Bekannter als die ICF der WHO ist bislang die ICD (International Statistical Classification of Diseases and Related Health Problems) – die Internationale statistische Klassifikation der Krankheiten und verwandter Gesundheitsprobleme, mit der Diagnosen (also zum Beispiel Asthma, Diabetes, Epilepsie, Autismus, Schlaganfall, Cerebralparese etc.) beschrieben werden. Die ICD-Klassifikation ist in der deutschen Gesundheitsversorgung *die* wesentliche Grundlage für die Abrechnungen und Kostenerstattungen im ambulanten (ärztliche, (psycho)therapeutische Praxen) und stationären (Krankenhaus-) Sektor (WHO 2011). Diagnosen, die mit der ICD ausgedrückt werden, beschreiben typische Befunde und Symptome von Krankheiten oder Störungen und haben für die klinische Arbeit sowie die Forschung und Entwicklung von Behandlungsmethoden eine große Bedeutung. Aktuell ist in Deutschland die zehnte Version der ICD gültig, die ICD-10 GM; GM steht dabei für „German Modification". In der ICD-10 finden sich die Diagnosen für autistische Störungsbilder unter F84 (tiefgreifende Entwicklungsstörungen) (siehe Tabelle 1).

ICD Kodierung	Diagnose
F84.0	Frühkindlicher Autismus (Kanner)
F84.1	Atypischer Autismus
F84.5	Asperger-Syndrom

Tabelle 1.: Autistische Störungsbilder in der ICD-10

Diese Gruppe von Störungen ist in der ICD definiert durch qualitative Abweichungen in den wechselseitigen sozialen Interaktionen und Kommunikationsmustern sowie durch ein eingeschränktes, stereotypes, sich wiederholendes Repertoire von Interessen und Aktivitäten.

Die elfte Version der ICD wurde gerade verabschiedet und wird zum 01.01.2022 nach dem Willen der WHO in Kraft treten; für Deutschland ist noch nicht bekannt, wann die ICD-11 die aktuelle ICD-10-GM (German Modification) ersetzen wird. In der ICD-11 ist eine Änderung der Diagnosekonzeption vorgesehen. Ähnlich wie die Amerikanische Psychiatrische Vereinigung (APA – American Psychological Association) mit dem Diagnostischen und Statistischen Manual in der 5. Auflage (DSM 5) möchte die WHO in der ICD-11 nur noch die Diagnose Autismus-Spektrum-Störung (ASS) aufführen (Freitag 2020). In diesem Buch wird im Folgenden auch der Begriff der Autismus-Spektrum-Störung übernommen. Bezüglich der Diagnose ASS und Diagnostik wird an dieser Stelle auf die entsprechenden Fachbücher sowie die aktuell gültigen Leitlinien der Arbeitsgemeinschaft der Wissenschaftlichen Medizinischen Fachgesellschaften (AWMF) verwiesen (AWMF, 2016, 2021). Die AWMF-Leitlinien sind systematisch entwickelte Hilfen für Ärzte zur Entscheidungsfindung in spezifischen Situationen.

Diagnosen alleine sagen jedoch nichts darüber aus, ob und inwiefern ein Mensch im Alltag relevante Beeinträchtigungen erlebt oder nicht. Wie gut es einem Menschen (mit einer Diagnose) im Alltag geht, also wie gut der Mensch im Alltag „funktioniert“ (Beschreibung der sogenannten Funktionsfähigkeit mit der ICF) und ob ein Mensch im Alltag „behindert ist“ (mit Beeinträchtigungen von Aktivitäten und Teilhabe), soll mit der ICF ergänzend beschrieben werden. Diese beiden Klassifikationen, ICD und ICF, sind also komplementär und sollten gemeinsam genutzt werden, wenn über Gesundheitsstörungen gesprochen wird (WHO 2001, WHO 2011). Die Miteinbeziehung der ICF in die professionelle Praxis der Fachleute kann für Menschen mit autistischen Störungsbildern bedeutende Vorteile haben (Bölte et al. 2019):

- Stärkerer Fokus auf Funktionsfähigkeit (Stärken *und* Schwächen bzw. Ressourcen *und* Beeinträchtigungen) im Alltag.
- Die Betrachtung der Funktionsfähigkeit kann weniger stigmatisierend sein als der Fokus auf die Diagnose.
- Die Funktionsfähigkeit eines Menschen ist abhängig von Umweltfaktoren (und kann durch diese positiv beeinflusst werden). Die Umweltfaktoren werden als Förderfaktoren und Barrieren identifiziert.
- Die ICF-Perspektive fördert den Austausch zwischen den Fachleuten und den Betroffenen (interdisziplinäre Zusammenarbeit).
- Die Beschreibung des Gesundheitszustandes mit der ICF ist individuell, so lassen sich individuelle teilhabeorientierte Ziele in der Förder- und Therapieplanung ableiten.

Die ICF soll – nach dem Willen der WHO – eine gemeinsame und disziplinübergreifende Sprache für die Beschreibung von Gesundheitszuständen zur Verfügung stellen, um die Kommunikation zwischen verschiedenen Benutzer:innen, wie Fachleuten aus dem Gesundheitswesen, aus der Pädagogik, aus der Jugend- und Sozialhilfe, Forschung, Politik und der Öffentlichkeit, einschließlich Kindern, Jugendlichen und Erwachsenen mit Beeinträchtigungen und deren Angehörigen, zu verbessern (WHO 2001). Dabei wird der Fokus bei der Beurteilung des Gesundheitszustandes eines Menschen auf dessen mögliche oder beeinträchtigte Aktivität sowie die Teilhabe (Partizipation) am Leben in der Gemeinschaft und auf mögliche Einschränkungen bzw. Ressourcen im Bereich der Kontextfaktoren gelegt.

Für die Bedarfsermittlung in der Eingliederungshilfe ist in § 118 SGB IX ein ICF-orientiertes Verfahren gesetzlich vorgeschrieben. Dabei hat der Träger der Eingliederungshilfe die Leistungen nach den Kapiteln 3 bis 6 (Medizinische Rehabilitation, Teilhabe am Arbeitsleben, Teilhabe an Bildung, Soziale Teilhabe) unter Berücksichtigung der Wünsche des Leistungsberechtigten festzustellen. Eingliederungshilfen sind für Menschen mit autistischen Störungsbildern im Alltag oft notwendig, um „die Behinderung abzuwenden, zu beseitigen, zu mindern, ihre Verschlimmerung zu verhüten oder ihre Folgen zu mildern“ (§ 4 (1) SGB IX). Das zeigt, dass ein Grundwissen zur ICF nicht nur nützlich, sondern für alle, die sich in Deutschland mit dem Thema Autismus befassen (Betroffene, Selbsthilfe, Fachleute unterschiedlicher Professionen), notwendig geworden ist.

Ethische Leitlinien der ICF

Eine Klassifikation und wissenschaftliches Werkzeug kann falsch gebraucht oder missbraucht werden. Die WHO hat deshalb ethische Leitlinien für die Anwendung der ICF in der Praxis formuliert. Dazu gehören das Respektieren der Autonomie des Menschen, Vertraulichkeit sowie die Einwilligung, Einbeziehung und Kooperation der Person, deren Gesundheitszustand oder Funktionsfähigkeit mit der ICF beschrieben und klassifiziert werden soll. Die ICF und alle aus ihrer Verwendung abgeleiteten Informationen sollen nach dem Willen der WHO nicht dazu benutzt werden, vorhandene Rechte oder anderweitige rechtmäßige Ansprüche zum Nutzen anderer Individuen oder Gruppen einzuschränken (WHO 2001).

Wesentliche Inhalte und Begriffe der ICF

Die Begründungen und Ziele für die Entwicklung der ICF beruhen auf praktischen, philosophischen, und gesundheitswissenschaftlichen Überlegungen, und eben nicht nur auf medizinischen. Folgende Ziele werden von der WHO benannt:

- Die ICF liefert eine wissenschaftliche Grundlage für das Verstehen und das Studium von Gesundheitszuständen;
- Die ICF stellt eine gemeinsame Sprache für die Beschreibung von Gesundheitszuständen zur Verfügung, um die Kommunikation zwischen verschiedenen Benutzern zu verbessern;
- Die ICF ermöglicht Datenvergleiche zwischen Ländern, Disziplinen im Gesundheitswesen, Gesundheitsdiensten sowie im Zeitverlauf;
- Die ICF stellt ein systematisches Verschlüsselungssystem für Gesundheitsinformationssysteme bereit.

Die ICF ist, wie oben beschrieben, universell anwendbar. Sie klassifiziert nicht Personen, sondern sie hilft bei der Beschreibung von Gesundheitszuständen (Funktionsfähigkeit und ihrer Beeinträchtigungen bei Menschen) und dient als Organisationsrahmen dieser Informationen. Die ICF umfasst alle Aspekte der menschlichen Gesundheit und beschreibt diese in Form von Gesundheitsdomänen und mit Gesundheit zusammenhängenden Domänen. Beispiele für Gesundheitsdomänen sind Sehen, Hören, Gehen, Lernen und Sich-Erinnern; solche für mit Gesundheit zusammenhängende Domänen sind Transport, Bildung/Ausbildung oder soziale Interaktionen (WHO 2001, WHO 2007).

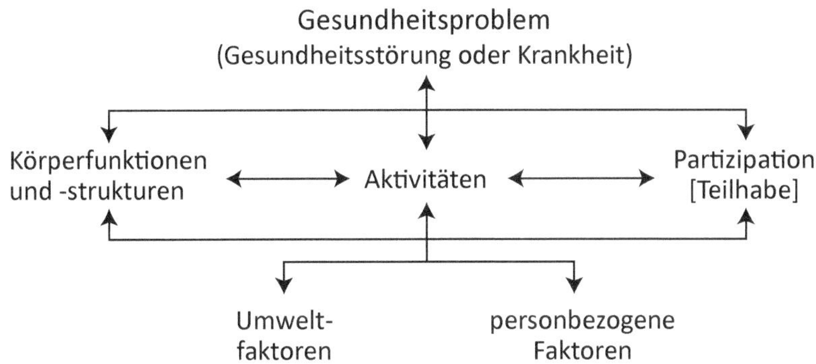

Abbildung 1: Bio-psycho-soziales Modell der ICF (WHO 2001); die Wechselwirkungen zwischen den Komponenten werden im bio-psycho-sozialen Modell durch die Doppelpfeile dargestellt

Komponente	**Definition**	**Frage nach dem Inhalt**
Körperfunktionen (body function)	... sind die physiologischen Funktionen von Körpersystemen (einschließlich der psychologischen Funktionen)	Funktioniert alles (das jeweilige Organsystem) wie erwartet?
Körperstrukturen (body structure)	... sind anatomische Teile des Körpers, wie Organe, Gliedmaßen und ihre Bestandteile	Sieht alles (außen und im Körper) so aus wie erwartet?
Aktivität (life domain)	... ist die Durchführung einer Aufgabe oder Handlung durch einen Menschen	Kann der Mensch alleine das tun, was er möchte?
Partizipation/Teilhabe (life domain)	... ist das Einbezogensein in eine Lebenssituation	Kann der Mensch mit anderen das tun, was er möchte?
Umweltfaktoren (environmental factors)	... bilden die materielle, soziale und einstellungsbezogene Umwelt ab, in der Menschen leben und ihr Dasein entfalten	Was oder wer hilft dem Menschen (Förderfaktor), was oder wer behindert den Menschen (Barriere)?
Personbezogene Faktoren	... beschreiben die Attribute und Eigenschaften einer Person, die nicht ein relevanter Teil des Gesundheitszustands sind	Wie kann der Mensch näher beschrieben werden?

Tabelle 2: Definitionen der Komponenten in der ICF und wie nach den Inhalten gefragt werden kann

Die Abbildung 1 zeigt das bio-psycho-soziale Modell der ICF. Die wichtigsten Begriffe („Vokabeln“) der ICF sind in Tabelle 2 beschrieben – diese Definitionen sind notwendig, um die „Sprache ICF“ zu verstehen und zu sprechen. In der dritten Spalte der Tabelle ist eine Frage formuliert, die hilft, nach den Inhalten der Komponente praxisorientiert zu fragen.

Die Komponenten der ICF

In der ICF werden Informationen in zwei Teile gegliedert (siehe Tabelle 3). Der eine Teil befasst sich mit Funktionsfähigkeit und Behinderung. Der andere Teil umfasst die Kontextfaktoren (Umweltfaktoren und personbezogene Faktoren) (WHO 2001, WHO 2007).

	Teil 1: Funktionsfähigkeit und Behinderung		**Teil 2: Kontextfaktoren**	
Komponenten	Körperfunktionen und Körperstrukturen	Aktivitäten und Partizipation (Teilhabe)	Umweltfaktoren	Personbezogene Faktoren
Domänen	Körperfunktionen Körperstrukturen	Lebensbereiche (Aufgaben, Handlungen)	Äußere Einflüsse auf Funktionsfähigkeit und Behinderung	Innere Einflüsse auf Funktionsfähigkeit und Behinderung
Konstrukte	Veränderung in Körperfunktionen (physiologisch) Veränderung in Körperstrukturen (anatomisch)	Leistungsfähigkeit (Kapazität) Leistung (Performanz)	Fördernde oder beeinträchtigende Einflüsse von Merkmalen der materiellen, sozialen und einstellungsbezogenen Welt	Einflüsse von Merkmalen einer Person
Positiver Aspekt	Funktionale und strukturelle Integrität	Aktivitäten Partizipation (Teilhabe)	Förderfaktoren (positiv wirkende Faktoren)	Nicht anwendbar
	Funktionsfähigkeit			
Negativer Aspekt	Schädigung	Beeinträchtigung der Aktivität Beeinträchtigung der Partizipation (Teilhabe)	Barrieren (negativ wirkende Faktoren)	Nicht anwendbar
	Behinderung			

Tabelle 3: Überblick über die ICF (WHO 2001, WHO 2007)

Funktionsfähigkeit und Behinderung

Zur Funktionsfähigkeit und Behinderung (Teil 1 der ICF) gehören die Komponenten Körperfunktionen, Körperstrukturen sowie die Aktivitäten und Partizipation (synonym für Partizipation wird in der deutschen Übersetzung der ICF der Begriff Teilhabe benutzt) (WHO 2001, WHO 2007).

Körperfunktionen sind die physiologischen Funktionen von Körpersystemen. Körperstrukturen sind anatomische Teile des Körpers, wie Organe, Gliedmaßen und ihre Bestandteile, und werden, ebenso wie die Körperfunktionen, in acht Kapiteln differenziert (siehe Tabelle 4). Schädigungen sind Beeinträchtigungen einer Körperfunktion (z. B. mentale Funktion oder Schlaffunktion) oder -struktur, wie z. B. eine wesentliche (anatomische) Abweichung oder ein Verlust (zum Beispiel eine sichtbare Schädigung des Gehirns).

Komponente ‚Körperfunktionen' (body functions)	**Kapitel**	**Komponente ‚Körperstrukturen' (body structures)**
Mentale Funktionen	1	Strukturen des Nervensystems
Sinnesfunktionen und Schmerz	2	Das Auge, das Ohr und mit diesen in Zusammenhang stehende Strukturen
Stimm- und Sprechfunktionen	3	Strukturen, die an der Stimme und dem Sprechen beteiligt sind
Funktionen des kardiovaskulären, hämatologischen, Immun- und Atmungssystems	4	Strukturen des kardiovaskulären, des Immun- und des Atmungssystems
Funktionen des Verdauungs, des Stoffwechsel- und des endokrinen Systems	5	Mit dem Verdauungs, Stoffwechsel und endokrinen System in Zusammenhang stehende Strukturen
Funktionen des Urogenital- und reproduktiven Systems	6	Mit dem Urogenital- und dem Reproduktionssystem in Zusammenhang stehende Strukturen
Neuromuskuloskeletale und bewegungsbezogene Funktionen	7	Mit der Bewegung in Zusammenhang stehende Strukturen
Funktionen der Haut und der Hautanhangsgebilde	8	Strukturen der Haut und Hautanhangsgebilde

Tabelle 4: Kapitelübersicht der Komponenten Körperfunktionen und Körperstrukturen

Es gibt keine wissenschaftliche Erklärung, warum jeweils acht Kapitel entstanden sind, es ist das Ergebnis eines interdisziplinären Diskussionsprozesses (bei der WHO). Aus Tabelle 4 wird deutlich, dass die WHO versucht hat, die jeweils acht Kapitel der Körperfunktionen und -strukturen „thematisch anzupassen".

Als Aktivität wird die Durchführung einer Aufgabe oder Handlung durch einen Menschen, also „was ein Mensch alleine macht", bezeichnet. Als Beispiel wäre hier das Lesen und Verstehen von Texten, der Umgang mit Stress, der Toilettengang oder die Körperhygiene zu nennen. Partizipation (Teilhabe) beschreibt das Einbezogensein in eine Lebenssituation, also „was ein Mensch mit einem oder mehreren Menschen gemeinsam tut". Ein Beispiel hierfür wäre der gemeinsame Schulbesuch oder eine Freizeitaktivität mit Freunden. Die Klassifikation der Aktivitäten und Partizipation (Teilhabe) erfolgt gemeinsam in neun Kapiteln (siehe Tabelle 5). Das sind dieselben Kapitel und Inhalte, die im § 118 SGB IX benannt sind.

Beeinträchtigungen der Aktivität sind Schwierigkeiten, die ein Mensch bei der Durchführung einer Aktivität haben kann (also zum Beispiel beim Verstehen von Texten oder der eigenen Körperhygiene). Beeinträchtigungen der Partizipation (bzw. der Teilhabe) sind Probleme, die ein Mensch beim Einbezogensein in eine Lebenssituation erlebt (also zum Beispiel bei der Kommunikation oder der Beziehungsgestaltung mit anderen Menschen). Die verschiedenen Lebensbereiche (Domänen) der Komponente Aktivitäten und Partizipation sind in einer einzigen Liste enthalten, die alle (neun) Lebensbereiche umfasst. Aktivitäten werden in der ICF näher bestimmt durch die Beurteilungsmerkmale für Leistung (Performanz oder „performance") und für Leistungsfähigkeit (Kapazität oder „capacity"). Das Beurteilungsmerkmal für Leistung beschreibt, was ein Mensch in seiner gegenwärtigen, tatsächlichen Umwelt tut (Beobachtungsebene im Alltag: Was ist aktuell möglich?). Diese Leistung ist somit durch den sozialen Kontext und andere Umweltfaktoren mitbestimmt. Das Beurteilungsmerkmal der Leistungsfähigkeit beschreibt die Fähigkeit eines Menschen, eine Aufgabe oder eine Handlung „in einer standardisierten Umwelt" durchzuführen, um dabei das höchstmögliche Niveau der Funktionsfähigkeit zu beschreiben (standardisierte Konstruktebene: Was könnte erreicht werden?). Die Beurteilungsmerkmale der Leistungsfähigkeit und Leistung können sowohl unter Berücksichtigung von Hilfsmitteln oder personeller Assistenz als auch ohne deren Berücksichtigung verwendet werden. Für eine diagnostische Betrachtung und Unterstützungsplanung müssen Fachkräfte immer beide Konzepte (also die aktuelle Leistung und die Leistungsfähigkeit) bedenken unter Einbeziehung der anderen Komponenten der ICF (Schuntermann 2009, Seidel 2015).

Kapitel	Komponente ‚Aktivität und Teilhabe/Partizipation' als Lebensbereiche (life domains)
1	Lernen und Wissensanwendung
2	Allgemeine Aufgaben und Anforderungen
3	Kommunikation
4	Mobilität
5	Selbstversorgung
6	Häusliches Leben
7	Interpersonelle Interaktionen und Beziehungen
8	Bedeutende Lebensbereiche
9	Gemeinschafts, soziales und staatsbürgerliches Leben

Tabelle 5: Die neun Kapitel (Lebensbereiche) der Komponente Aktivität und Teilhabe (Partizipation)

Die neun Lebensbereiche sind für die Beschreibung einer (drohenden) Behinderung von großer Bedeutung. Der Behinderungsbegriff des § 2 Abs. 1 SGB IX setzt dabei zwingend eine Teilhabebeeinträchtigung am gleichberechtigten Leben in der Gesellschaft voraus. Da der Behinderungsbegriff auf der ICF fußt, bestimmt sich auch das Vorliegen einer Teilhabebeeinträchtigung nach der ICF (als Beeinträchtigung in den neun Lebensbereichen). Zur Bestimmung der Teilhabebeeinträchtigung müssen daher die Wechselwirkungen zwischen der Person, dem auf der Grundlage der ICD-10 diagnostizierten Gesundheitsstatus und den individuellen Bedürfnissen des Menschen zu seiner Umwelt analysiert werden. Ausschlaggebend für die Beurteilung, ob eine Teilhabebeeinträchtigung vorliegt, sind also die neun Lebensbereiche der ICF (Schaumberg & Seidel 2017 (1) und (2)).

Kontextfaktoren

Zu den Kontextfaktoren zählen die Umweltfaktoren sowie die personbezogenen Faktoren. Die Umweltfaktoren beschreiben die „äußeren Einflüsse" auf den Menschen, personbezogene Faktoren bilden hingegen die „inneren Einflüsse von Merkmalen und Attributen einer Person" ab. Mit dieser Beschreibung lassen sich die beiden Kontextfaktoren praktisch gut unterscheiden.

Umweltfaktoren bilden die materielle, soziale und einstellungsbezogene Umwelt ab, in der Menschen leben und ihr Dasein entfalten. Beispiele für die materielle Umwelt wären ein Hilfsmittel für die Kommunikation, Medikamente oder die Wohnung. Zur sozialen Umwelt gehören andere Menschen (Familie, Freunde, Nachbarn, Fachleute, Arbeitskolleg:innen etc.) oder Haustiere. Die einstellungsbezogene Umwelt beschreibt die Haltungen und Einstellungen anderer Menschen (zum Beispiel zum Thema „behinderte Menschen" oder „Inklusion" in der Gesellschaft). Diese Umweltfaktoren werden in fünf Kapiteln in der ICF dargestellt (siehe Tabelle 6). Unterschieden werden bei den Umweltfaktoren Förderfaktoren und Barrieren. Als Förderfaktor sollen positiv wirkende Faktoren (auf den Gesundheitszustand der Person) beschrieben (Beispiel: Persönliche Assistenz für einen Jugendlichen in der Schule), negativ wirkende Faktoren als Barrieren bezeichnet werden (Beispiel: negative Einstellung eines Arbeitgebers zur Beschäftigung von Menschen mit Behinderungen).

Kapitel	Umweltfaktoren (environmental factors)
1	Produkte und Technologien
2	Natürliche und vom Menschen veränderte Umwelt
3	Unterstützung und Beziehungen
4	Einstellungen
5	Dienste, Systeme und Handlungsgrundsätze

Tabelle 6: Kapitelübersicht der Komponente Umweltfaktoren

Personbezogene Faktoren sind der spezielle Hintergrund des Lebens und der Lebensführung eines Menschen und umfassen Gegebenheiten des Menschen, *die nicht Teil ihres Gesundheitsproblems oder -zustands sind.* Diese Faktoren können Geschlecht, ethnische Zugehörigkeit, Alter, andere Gesundheitsprobleme, Fitness, Lebensstil, Gewohnheiten, Erziehung, Bewältigungsstile, sozialer Hintergrund, Bildung und Ausbildung, Beruf sowie vergangene oder gegenwärtige Erfahrungen (vergangene oder gegenwärtige Ereignisse), allgemeine Verhaltensmuster und Charakter, individuelles psychisches Leistungsvermögen und andere Merkmale umfassen, die in ihrer Gesamtheit oder einzeln bei Behinderung auf jeder Ebene eine Rolle spielen können (WHO 2001, WHO 2007). Personbezogene Faktoren werden, anders als die anderen Komponenten der ICF, nicht kodiert. Gründe für das Nichtkodieren sind die große Vielfalt der persönlichen Eigenschaften von Menschen (auch vor dem Hintergrund kultureller Unterschiede), die für eine standardisierte und bewertende Beschreibung nicht geeignet sind. Hinzu kommt, dass eine Kodierung von personbezogenen (nicht: person*en*bezogene) Faktoren von vielen Fachleuten und Wissenschaftler:innen aus ethischen Gründen (siehe auch ethische Leitlinien der ICF) abgelehnt werden (WHO 2001, WHO 2007).

In den Kapiteln werden die jeweiligen Themen immer wieder an einem Fallbeispiel (*Sabrina*, ausführlich in Teil III, Praxisbeispiele, auf S. 107 ff.) veranschaulicht. Diese Erläuterungen am Fallbeispiel sind mit einem Rahmen versehen. Beispiele für die Komponenten:

- Körperfunktion (b): Intelligenzfunktion beeinträchtigt
- Körperstruktur (s): keine strukturelle Schädigung
- Aktivität (d): deutliche Probleme beim Lesen und Verstehen von Texten
- Partizipation/Teilhabe (d): Schwierigkeiten beim Umgang mit fremden Menschen
- Umweltfaktor (e): Freundin Jaqueline
- Personbezogene Faktoren: 15 Jahre alt, weiblich, Linkshänderin

Modell der Funktionsfähigkeit und Behinderung

Die ICF liefert mit dem bio-psycho-sozialen Modell also einen mehrperspektivischen Zugang zu Funktionsfähigkeit und Behinderung im Sinne eines interaktiven und sich entwickelnden Prozesses. Um diese Interaktion zwischen den verschiedenen Komponenten leichter erfassbar zu machen, können deren komplexe und dynamische Wechselwirkungen im bio-psycho-sozialen Modell der ICF betrachtet werden (Abbildung 1).

Wechselwirkungen beschreiben die gegenseitige Auswirkung von Inhalten in den unterschiedlichen Komponenten. Damit unterscheiden sich Wechselwirkungen deutlich von „kausalen" Ursache-Wirkung-Beziehungen. Das bio-psycho-soziale Modell beinhaltet ein wechselseitiges, manchmal „zirkuläres" Denken, welches durch die Wechselwirkungen (doppelseitige Pfeile) dargestellt wird.

Beispiel für kausale Beziehung: Durch die Störung der kognitiv-sprachlichen Funktionen ist die Kommunikation beeinträchtigt und daraus resultiert eine Behinderung.

Beispiel für Wechselwirkung: Die Kommunikation (hier: Sprechen) steht in Wechselwirkung mit den kognitiv-sprachlichen Funktionen. Dabei beeinflussen die kognitiv-sprachlichen Funktionen das Sprechen. Das (eingeschränkte) Sprechen beeinflusst wiederum die kognitiv-sprachlichen Funktionen. Die Kommunikation (hier: Sprechen) kann ebenso in Wechselwirkung zu den Umweltfaktoren gesetzt werden. Die Einstellung von anderen Menschen (z. B. der Eltern oder der Peers) hat ebenfalls Auswirkungen auf das Sprechen. Umgekehrt nimmt die gelebte Kommunikation (das Sprechen) Einfluss auf die Einstellung (Haltung) der anderen Menschen im Umfeld der Person.

→ An diesem Beispiel wird deutlich, dass das reine Denken in kausalen Wirkungszusammenhängen dem modernen Verständnis von Behinderung nicht mehr gerecht wird. Das Denken in Wechselwirkungen wiederum ermöglicht es, die verschiedenen Komponenten der ICF (Körperfunktionen und -strukturen, Umweltfaktoren, personbezogene Faktoren, Lebensbereiche) miteinander in Beziehung zu setzen und die Kontextfaktoren (Wo lebt ein Mensch? Sind Hilfsmittel und Unterstützungssysteme vorhanden? Sind unterstützende Menschen vorhanden?) miteinzubeziehen. Jede Komponente kann mit den anderen Komponenten in Beziehung gesetzt werden. So ist es möglich, die Wechselwirkungen zwischen allen Bereichen anzusehen.

→ Im Praxisteil finden Sie weitere zehn Fallbeispiele zum Thema Wechselwirkungen (siehe S. 107).

Damit werden die eingeschränkten Sichtweisen eines biomedizinischen (das nur auf biologische Belange schaut) oder sozialen Konzeptes (das nur soziale Aspekte berücksichtigt) von Krankheit und Behinderung überwunden. Die Begriffe Funktionsfähigkeit und Behinderung sind die für das Verständnis der ICF wichtigsten und komplexesten Begriffe. Der Begriff der Funktionsfähigkeit eines Menschen umfasst alle Aspekte der funktionalen Gesundheit (WHO 2001, WHO 2007).

Eine Person ist nach den Ausführungen in der ICF dann funktional gesund, wenn – vor dem Hintergrund ihrer Kontextfaktoren – …

- ihre körperlichen Funktionen (einschließlich des mentalen Bereichs) und Körperstrukturen denen eines gesunden Menschen entsprechen (Konzepte der Körperfunktionen und -strukturen),
- sie all das tut oder tun kann, was von einem Menschen ohne Gesundheitsproblem erwartet wird (Konzept der Aktivitäten in den neun Lebensbereichen),
- sie ihr Dasein in allen Lebensbereichen, die ihr wichtig sind, in der Weise und dem Umfang entfalten kann, wie es von einem Menschen ohne gesundheitsbedingte Beeinträchtigung der Körperfunktionen oder -strukturen oder der Aktivitäten erwartet wird (Konzept der Partizipation/Teilhabe in den neun Lebensbereichen).
  (WHO 2001, WHO 2007)

Behinderung ist nach der Definition der ICF das Ergebnis der negativen Wechselbeziehung zwischen einer Person mit einem Gesundheitsproblem (hier: Autismus-Diagnose nach der ICD) und ihren Kontextfaktoren auf ihre funktionale Gesundheit. Behinderung kann damit nicht mehr allein in einem kausalen Zusammenhang mit einer Autismus-Diagnose oder den Diagnosen (nach ICD) eines Menschen gesehen werden. Der Behinderungsbegriff der ICF ist der Oberbegriff für jede Beeinträchtigung der Funktionsfähigkeit eines Menschen. Um Missverständnisse zu vermeiden, sollte in Deutschland nur der Behinderungsbegriff des SGB IX (§ 2 Abs. 1) verwendet werden (Seidel 2015).

Im bio-psycho-sozialen Modell der ICF wird die Rolle der Kontextfaktoren besonders deutlich (Abbildung 1). Die Kontextfaktoren stehen in Wechselwirkung zu dem Menschen mit einem Gesundheitsproblem und bestimmen das Ausmaß der Funktionsfähigkeit dieses Menschen mit. Umweltfaktoren liegen außerhalb des Individuums (z. B. die Einstellungen der Gesellschaft, Charakteristika der Architektur, das Rechtssystem) und sind in der Klassifikation der Umweltfaktoren aufgelistet (siehe Tabelle 6). Personbezogene Faktoren hingegen sind (bislang) in der ICF nicht klassifiziert (und nicht kodiert), sie werden „narrativ beschrieben“ (z. B. 23 Jahre junger Mann, lebensbejahend). Zu ihnen gehören Geschlecht, ethnische Herkunft, Alter, Fitness, Lebensstil, Gewohnheiten, Bewältigungsstile und andere derartige Faktoren. Es gibt Arbeitsgruppen, die in der Sozialmedizin und Rehabilitation (bei Erwachsenen) eine Kodierung von personbezogenen Faktoren vorschlagen. Die WHO spricht sich bislang eindeutig gegen eine Kodierung von personbezogenen Faktoren aus (WHO 2001, Seidel & Simon 2014).

Das bio-psycho-soziale Modell der ICF ist eng mit ihrer Philosophie verbunden. Unter der Philosophie der ICF wird der partizipative Ansatz des bio-psycho-sozialen Modells verstanden. Im bio-psycho-sozialen Modell sind alle Komponenten gleich wichtig und bedeutsam; die Diagnose ist *ein* Aspekt des Gesundheitszustandes. Der Mensch mit Behinderung ist bei der Beschreibung des Gesundheitszustandes und der Erstellung von Unterstützungs-, Förder- und Therapieplänen, zu denen auch Gesamt- und Teilhabepläne zählen, zu jeder Zeit aktiv beteiligt und entscheidet dort, wo es rechtlich möglich ist, zum jeweiligen Ende des Beratungsprozesses selbstverantwortlich, welche Inhalte die entwickelten Ziele und Pläne haben (Personenorientierung und Selbstbestimmung). Dabei arbeiten die beteiligten Fachkräfte miteinander „auf Augenhöhe“ und hierarchiefrei interdisziplinär zusammen und stehen den Menschen mit Behinderung als professionelle Berater:innen zur Verfügung. Der Mensch, um den es geht, bleibt zu jeder Zeit Expert:in für das eigene Leben. Die ICF dient dabei als gemeinsame Sprache, die die Kommunikation aller Beteiligten erleichtert (siehe auch Kapitel 2). In diesem Prozess werden die ethischen Leitlinien der ICF beachtet. Im Vergleich zur Philosophie der ICF ist das Kodieren mit der ICF weniger bedeutsam und als nachgeordnet zu betrachten (Seidel & Simon 2014, Grampp 2019).

Merke

- Die ICF wurde von der WHO als Ergänzung zur ICD (Beschreibung von Störungen und Krankheiten, z. B. als Autismus-Diagnosen) in interdisziplinären Arbeitsgruppen entwickelt; beide Klassifikationen sollen gemeinsam genutzt werden.
- Mit Hilfe der ICF als internationale und interdisziplinäre Sprache kann und soll die Kommunikation zwischen den Fachkräften verbessert werden.
- Diese (einfache) Sprache „ICF“ muss erlernt werden, damit die Kommunikation ungestört sein kann.

- Der aktuelle Gesundheitszustand eines Menschen kann mit der ICF umfassend und „ganzheitlich“ unter Einbezug der wirklichen Lebenssituation (Teilhabe, Kontext) in einem bio-psycho-sozialen Modell beschrieben werden. Die Diagnose (bzw. das Gesundheitsproblem) ist dabei ein Aspekt im ICF-Modell und genauso bedeutsam wie die anderen Komponenten (z. B. Aktivitäten, Teilhabe, Kontext).
- Die Beschreibung des Gesundheitszustandes erfolgt aus der Sicht des Menschen (Personenzentrierung), der bei der Nutzung der ICF miteinzubeziehen ist (Partizipation). Daher steht die ICF auch als geeignetes Instrument für die Umsetzung der Menschenrechte und für die nationale Gesetzgebung zur Verfügung.

2 Die neun Lebensbereiche der Komponente der Aktivitäten und Partizipation

Die neun Lebensbereiche fassen Aktivitäten und Partizipation (Teilhabe) zusammen, also das Ausführen von Aufgaben und Handlungen durch einen Menschen sowie das Einbezogensein in eine Lebenssituation (WHO 2001, WHO 2007).

Auftragsklärung: Personenzentriertes Arbeiten setzt voraus, dass der Auftrag von Antragsteller:innen als Erstes zu erfragen ist. Dies kann mit den folgenden Fragen praktiziert werden:

- Was wünschen Sie sich?
- Was soll sich verändern?
- Was soll so bleiben wie bisher?

Ergänzende Fragen gehen auf die aktuelle Performanz im Alltag ein („Leistung“) und fragen nach den erreichbaren Möglichkeiten („Kapazität oder Leistungsfähigkeit“):

- Was gelingt Ihnen gut oder ohne große Probleme (alleine oder wenn Sie mit anderen Menschen zusammen sind) (Leistung)?
- Was gelingt Ihnen nicht so gut oder gar nicht (Leistung)?
- Was könnte Ihnen gelingen (Leistungsfähigkeit)?

Es geht also um praktische und alltagsbezogene Tätigkeiten, die eine Person alleine macht oder machen möchte (Aktivität) oder die eine Person mit anderen macht oder machen möchte (Partizipation/Teilhabe).

Beim Fragen nach Wünschen und Zielen von unterstützungssuchenden Menschen werden meistens Inhalte von „Aktivitäten“ oder „Teilhabe“ benannt (Seidel 2015, Schiariti et al. 2014, Bölte et al. 2018, Bölte et al. 2019).

Beispiele aus der Praxis

„Mein Kind soll Laufen lernen und die Regelschule besuchen.“

„Wir möchten, dass mein Sohn von den anderen Kindern verstanden wird.“

„Ich möchte eine Berufsausbildung machen.“

„Ich will im Sportverein Fußball spielen.“

„Ich möchte alleine einkaufen gehen, um die Sachen auszusuchen, die ich gerne esse."
„Ich will einen Beruf in einer normalen Firma ausüben können."
„Ich möchte mit meinem Freund zusammen mit der Spielkonsole spielen."

Die Domänen für die Komponente der Aktivitäten und Partizipation (Teilhabe) sind in der ICF in einer einzigen Liste („die neun Kapitel") enthalten, die alle Lebensbereiche umfasst. Für die Praxis ist eine Unterscheidung von Aktivität und Partizipation (Teilhabe) meist nicht entscheidend oder notwendig, und auch oft nicht sicher möglich. Wichtiger ist die sichere Zuordnung von Inhalten zu den Lebensbereichen bzw. deren Zuordnung zu den jeweiligen (neun) Kapiteln. Die zwei Beurteilungsmerkmale der Lebensbereiche (Aktivitäten- und Partizipationskomponente) sind das Beurteilungsmerkmal der Leistung (Performanz) und der Leistungsfähigkeit (Kapazität). Das Beurteilungsmerkmal der Leistung beschreibt, was ein Mensch in seiner gegenwärtigen, tatsächlichen Umwelt tut (Performanz). Weil die gegenwärtige, tatsächliche Umwelt seinen sozialen Kontext umfasst, kann unter Leistung auch das „Einbezogensein in eine Lebenssituation" oder die „gelebte Erfahrung" von Menschen in ihrem derzeitigen Kontext, in welchem sie leben, verstanden werden. Dieser Kontext umfasst die Umweltfaktoren, also alle Aspekte der materiellen, sozialen und einstellungsbezogenen Welt. Leistungsfähigkeit beschreibt hingegen in der ICF, was ein Mensch in einer standardisierten Umwelt tun könnte. Dieses Konstrukt („standardisierte Umwelt") ist sehr abstrakt. Für die ICF-orientierte Arbeit ist es bedeutsam, dass Fachkräfte neben der Performanz (Leistung) erfassen, zu was eine Person zu leisten im Stande wäre (Leistungsfähigkeit), wenn die Kontextbedingungen und die Körperfunktionen und -strukturen mit in die Überlegungen einbezogen werden (WHO 2001, WHO 2008, Grampp 2019).

Kapitel	Komponente ‚Aktivität und Teilhabe/Partizipation' – die neun Lebensbereiche (life domains)	Ein Beispiel für Sabrina
1	Lernen und Wissensanwendung	Lesen d160
2	Allgemeine Aufgaben und Anforderungen	Routine erledigen d230
3	Kommunikation	Sprechen d330
4	Mobilität	Gehen d450
5	Selbstversorgung	Sich waschen d510
6	Häusliches Leben	Haushaltsaufgaben d640
7	Interpersonelle Interaktionen und Beziehungen	Mit Fremden umgehen d730
8	Bedeutende Lebensbereiche	Zur Schule gehen d820
9	Gemeinschafts, soziales und staatsbürgerliches Leben	Freizeitverhalten d920

Tabelle 7: Die neun Lebensbereiche in der Übersicht, bezogen auf das Fallbeispiel von Sabrina

Kapitel 1: Lernen und Wissensanwendung

Dieses Kapitel befasst sich mit Lernen, Anwendung des Erlernten, Denken, Probleme lösen und Entscheidungen treffen.

Wesentliche Inhalte:

Bewusste sinnliche Wahrnehmungen
d110 Zuschauen
d115 Zuhören
d120 Andere bewusste sinnliche Wahrnehmungen

Elementares Lernen
d130 Nachmachen, nachahmen
d135 Üben
d140 Lesen lernen
d145 Schreiben lernen
d150 Rechnen lernen
d155 Sich Fertigkeiten aneignen

Wissensanwendung
d160 Aufmerksamkeit fokussieren
d163 Denken
d166 Lesen
d170 Schreiben
d172 Rechnen
d175 Probleme lösen

Entscheidungen treffen
d177 Entscheidungen treffen

Kapitel 2: Allgemeine Aufgaben und Anforderungen

Dieses Kapitel befasst sich mit allgemeinen Aspekten der Ausführung von Einzel- und Mehrfachaufgaben, der Organisation von Routinen und dem Umgang mit Stress. Diese können in Verbindung mit spezifischeren Aufgaben und Handlungen verwendet werden, um die zugrundeliegenden Merkmale der Ausführung von Aufgaben unter verschiedenen Bedingungen zu ermitteln.

Wesentliche Inhalte:

Ausführung von Einzel- und Mehrfachaufgaben
d210 Eine Einzelaufgabe übernehmen
d220 Mehrfachaufgaben übernehmen

Organisation von Routinen
d230 Die tägliche Routine durchführen

Umgang mit Stress
d240 Mit Stress und anderen psychischen Anforderungen umgehen

Verhalten steuern
d 250 Sein Verhalten steuern

Kapitel 3: Kommunikation

Dieses Kapitel befasst sich mit allgemeinen und spezifischen Merkmalen der Kommunikation mittels Sprache, Zeichen und Symbolen, einschließlich des Verstehens und Produzierens von Mitteilungen sowie der Konversation und des Gebrauchs von Kommunikationsgeräten und techniken.

Wesentliche Inhalte:

Kommunizieren als Empfänger
d310 Kommunizieren als Empfänger gesprochener Mitteilungen
d315 Kommunizieren als Empfänger non-verbaler Mitteilungen
d320 Kommunizieren als Empfänger von Mitteilungen in Gebärdensprache
d325 Kommunizieren als Empfänger schriftlicher Mitteilungen

Kommunizieren als Sender
d330 Sprechen
d335 Non-verbale Mitteilungen produzieren
d340 Mitteilungen in Gebärdensprache ausdrücken
d345 Mitteilungen schreiben

Konversation und Diskussion
d350 Konversation
d355 Diskussion

Gebrauch von Kommunikationsgeräten und techniken
d360 Kommunikationsgeräte und techniken benutzen

Kapitel 4: Mobilität

Dieses Kapitel befasst sich mit der eigenen Bewegung durch Änderung der Körperposition oder -lage oder Verlagerung von einem Platz zu einem anderen, mit der Bewegung von Gegenständen durch Tragen, Bewegen oder Handhaben, mit der Fortbewegung durch Gehen, Rennen, Klettern oder Steigen sowie durch den Gebrauch verschiedener Transportmittel.

Wesentliche Inhalte:

Die Körperposition ändern und aufrechterhalten
d410 Eine elementare Körperposition wechseln
d415 In einer Körperposition verbleiben
d420 Sich verlagern

Gegenstände tragen, bewegen und handhaben
d430 Gegenstände anheben und tragen
d435 Gegenstände mit den unteren Extremitäten bewegen
d440 Feinmotorischer Handgebrauch
d445 Hand- und Armgebrauch

Gehen und sich fortbewegen
d450 Gehen
d455 Sich auf andere Weise fortbewegen
d460 Sich in verschiedenen Umgebungen fortbewegen
d465 Sich unter Verwendung von Geräten/Ausrüstung fortbewegen

Sich mit Transportmitteln fortbewegen
d470 Transportmittel benutzen
d475 Ein Fahrzeug fahren
d480 Tiere zu Transportzwecken reiten

Kapitel 5: Selbstversorgung

Dieses Kapitel befasst sich mit der eigenen Versorgung, dem Waschen, Abtrocknen und der Pflege des eigenen Körpers und seiner Teile, dem An- und Ablegen von Kleidung, dem Essen und Trinken und der Sorge um die eigene Gesundheit.

Wesentliche Inhalte:

Waschen und Pflege des eigenen Körpers
d510 Sich waschen
d520 Seine Körperteile pflegen
d530 Die Toilette benutzen

An- und Ablegen von Kleidung
d540 Sich kleiden

Essen und Trinken
d550 Essen
d560 Trinken

Auf seine Gesundheit achten
d570 Auf seine Gesundheit achten

Auf eigene Sicherheit achten
d 571 Auf eigene Sicherheit achten

Kapitel 6: Häusliches Leben

Dieses Kapitel befasst sich mit der Ausführung von häuslichen und alltäglichen Handlungen und Aufgaben. Die Bereiche des häuslichen Lebens umfassen die Beschaffung einer Wohnung, von Lebensmitteln, Kleidung und anderen Notwendigkeiten, Reinigungs- und Reparaturarbeiten im Haushalt, die Pflege von persönlichen und anderen Haushaltsgegenständen und die Hilfe für andere.

Wesentliche Inhalte:

Beschaffung von Lebensnotwendigkeiten
d610 Wohnraum beschaffen
d620 Waren und Dienstleistungen des täglichen Bedarfs beschaffen

Haushaltsaufgaben
d630 Mahlzeiten vorbereiten
d640 Hausarbeiten erledigen

Haushaltsgegenstände pflegen
d650 Haushaltsgegenstände pflegen

Haushaltsmitgliedern und anderen beim Lernen, Kommunizieren, der Selbstversorgung, der (Fort-)Bewegung innerhalb und außerhalb des Hauses helfen
d660 Anderen helfen

Kapitel 7: Interpersonelle Interaktionen und Beziehungen

Dieses Kapitel befasst sich mit der Ausführung von Handlungen und Aufgaben, die für die elementaren und komplexen Interaktionen mit Menschen (Fremden, Freunden, Verwandten, Familienmitgliedern und Liebespartnern) in einer kontextuell und sozial angemessenen Weise erforderlich sind.

Wesentliche Inhalte:

Allgemeine interpersonelle Interaktionen
d710 Elementare interpersonelle Aktivitäten
d720 Komplexe interpersonelle Interaktionen

Besondere interpersonelle Beziehungen
d730 Mit Fremden umgehen
d740 Formelle Beziehungen
d750 Informelle soziale Beziehungen
d760 Familienbeziehungen
d770 Intime Beziehungen

Kapitel 8: Bedeutende Lebensbereiche

Dieses Kapitel befasst sich mit der Ausführung von Aufgaben und Handlungen, die für die Beteiligung an Erziehung/Bildung, Arbeit und Beschäftigung sowie für die Durchführung wirtschaftlicher Transaktionen erforderlich sind.

Wesentliche Inhalte:

Erziehung/Bildung
d810 Informelle Bildung/Ausbildung
d815 Vorschulerziehung
d820 Schulbildung
d825 Theoretische Berufsausbildung
d830 Höhere Bildung und Ausbildung

Arbeit und Beschäftigung
d840 Vorbereitung auf Erwerbstätigkeit
d845 Eine Arbeit erhalten, behalten und beenden
d850 Bezahlte Tätigkeit
d855 Unbezahlte Tätigkeit

Wirtschaftliches Leben
d860 Elementare wirtschaftliche Transaktionen
d865 Komplexe wirtschaftliche Transaktionen
d870 Wirtschaftliche Eigenständigkeit
d880 Sich mit Spielen beschäftigen

Kapitel 9: Gemeinschafts, soziales und staatsbürgerliches Leben

Dieses Kapitel befasst sich mit Handlungen und Aufgaben, die für die Beteiligung am organisierten sozialen Leben außerhalb der Familie, in der Gemeinschaft sowie in verschiedenen sozialen und staatsbürgerlichen Lebensbereichen erforderlich sind.

Wesentliche Inhalte:

Beteiligung am organisierten sozialen Leben außerhalb der Familie
d910 Gemeinschaftsleben
d920 Erholung und Freizeit
d930 Religion und Spiritualität
d940 Menschenrechte
d950 Politisches Leben und Staatsbürgerschaft

Merke

- Die neun Lebensbereiche in der ICF fassen Aktivitäten (Ausführen von Aufgaben und Handlungen durch einen Menschen) und Partizipation/Teilhabe (Einbezogensein eines Menschen in eine Lebenssituation) zusammen.
- Personenzentriertes Arbeiten setzt voraus, dass der Auftrag von Antragsteller:innen oder Unterstützungssuchenden als Erstes zu erfragen ist. Dies kann mit den folgenden Fragen praktiziert werden:
  - Was wünschen Sie sich?
  - Was soll sich verändern?
  - Was soll so bleiben wie bisher?
- Ergänzende Fragen gehen auf die aktuellen Aktivitäten alleine oder mit anderen Menschen („Performanz oder Leistung“) ein und fragen nach den erreichbaren Möglichkeiten („Kapazität oder Leistungsfähigkeit“):
  - Was gelingt Ihnen gut oder ohne große Probleme (alleine oder wenn Sie mit anderen Menschen zusammen sind) (Leistung)?
  - Was gelingt Ihnen nicht so gut oder gar nicht (Leistung)?
  - Was könnte Ihnen gelingen (Leistungsfähigkeit)?
- Beim Fragen nach Wünschen und Zielen nennen Adressat:innen meistens Inhalte von „Aktivitäten“ oder „Teilhabe“ und nicht Körperfunktionen oder Körperstrukturen.

3 ICF Core Sets für Autismus-Spektrum-Störung

Was sind ICF Core Sets?

ICF Core Sets umfassen eine („übersichtliche") Auswahl von Inhalten aus der ICF, d. h. sie sind eine Liste von ICF-Kategorien (aus allen Komponenten) mit den „wichtigsten" Inhalten zu einer speziellen Gesundheitsstörung, zum Beispiel der Autismus-Spektrum-Störung (ASS). Der Zweck für eine Erstellung von ICF Core Sets ist also, die relevantesten Aspekte der Funktionsfähigkeit von Menschen mit einer spezifischen Gesundheitsstörung mit möglichst wenigen Kategorien zu beschreiben. Selbstverständlich müssen nicht *alle* Kategorien aus einem Core Set für ASS auf *alle* Menschen mit einer ASS zutreffen. Und ebenso selbstverständlich können Kategorien und Inhalte für einen Menschen mit ASS bedeutsam sein, die *nicht* im Core Set aufgeführt sind. Sofern ein Mensch mit einer ASS zusätzliche Gesundheitsstörungen (sogenannte Komorbiditäten) hat, ist zu erwarten, dass weitere Inhalte aus der ICF bei der Beschreibung des Gesundheitszustandes aufzuführen sind, die nicht im Core Set ASS beschrieben sind. Trotz dieser „Einschränkungen" können ICF Core Sets die Anwendung der ICF in der Praxis (zum Beispiel für die Selbsthilfe, Autismusambulanzen oder die Bedarfsermittlung) und Forschung erleichtern.

Wie sind die ICF Core Sets für ASS entstanden?

Eine internationale und interdisziplinär besetzte Arbeitsgruppe hat die ICF Core Sets für ASS entwickelt (Bölte et al. 2019); diese Entwicklung wurde finanziell von der Weltgesundheitsorganisation (WHO) unterstützt. Hierfür wurden Fachkräfte aus Sozial- und Gesundheitsberufen sowie Menschen mit ASS und deren Angehörige befragt, was für den Gesundheitszustand von Menschen mit ASS bedeutsam ist. Zudem erfolgte eine Auswertung der wissenschaftlichen Literatur und von Aktenmaterial (aus der Versorgung von Menschen mit ASS).

Nach den Auswertungen aller Teilstudien wurden verschiedene Core Sets für Menschen mit ASS beschrieben:

- kurze und ein ausführliches Core Set/s sowie
- altersübergreifende und solche für besondere Altersgruppen (0–5 Jahre, 6–16 Jahre, 17 Jahre und älter).

Tabelle 8 zeigt das altersübergreifende Core Set für ASS. Alle in der Tabelle aufgeführten Inhalte (Codes und Kategorien) gehören zum ausführlichen Core Set ASS. Die Tabelle benennt zum einen die ICF Kategorie mit dem zugehörigen ICF-Code. Zum anderen sind direkt daneben die genauen Inhalte für diese Kategorie aufgeführt. Diese Inhalte können für den Menschen mit ASS eine Ressource oder einen Förderfaktor darstellen oder aber eine Beeinträchtigung, eine Schädigung oder Barriere beschreiben. Damit wird deutlich: Die ICF eignet sich für das Beschreiben von Ressourcen *und* von Einschränkungen/Defiziten, also von Stärken und von Störungen (Seidel 2020, S. 42).

ICF-Code	ICF Kategorie	
	Körperfunktionen (b)	**Ressource oder Schädigung der Funktionen für/ betreffend**
b114	**Funktionen der Orientierung**	Orientierung zur Zeit, zum Ort, zur Person
b117	**Funktionen der Intelligenz**	Intelligenzentwicklung und kognitive Störungen
b122	**Globale psychosoziale Funktionen**	Aufbau reziproker sozialer Interaktionen
b125	**Dispositionen und intrapersonelle Funktionen**	Adaptationsfähigkeit (z. B. neuartige Objekte/ Erfahrungen) Responsivität Aktivitätsniveau Vorhersagbarkeit Persistenz (angemessen nachhaltig handeln) Zugänglichkeit (initiatives Handeln, nicht zurückziehen)
b126	**Funktionen von Temperament und Persönlichkeit**	Extraversion (z. B. Kontaktfreudigkeit) Umgänglichkeit (z. B. Kooperationsbereit, Freundschaftlichkeit) Gewissenhaftigkeit (z. B. Fleiß, Genauigkeit, Sorgfalt) Psychische Stabilität (z. B. Ruhe und Gefasstheit) Offenheit gegenüber neuen Erfahrungen Optimismus Selbstvertrauen Zuverlässigkeit
b130	**Funktionen der psychischen Energie und des Antriebs**	Ausmaß der psychischen Energie Motivation Appetit Drang nach Suchtmitteln Impulskontrolle

ICF-Code	ICF Kategorie	
b134	**Funktionen des Schlafes**	Schlafdauer Schlafbeginn Aufrechterhaltung des Schlafes (Durchschlafen) Schlafqualität Am Schlafzyklus beteiligte Funktionen (REM und NREM Schlaf)
b140	**Funktionen der Aufmerksamkeit**	Daueraufmerksamkeit Wechsel oder Lenkung der Aufmerksamkeit Geteilte Aufmerksamkeit (Fokussierung auf zwei oder mehr Reize) Mit anderen geteilte Aufmerksamkeit (z. B. Kind und Mutter konzentrieren sich auf ein Spielzeug)
b144	**Funktionen des Gedächtnisses**	Kurzzeitgedächtnis Langzeitgedächtnis Abrufen von Gedächtnisinhalten
b147	**Psychomotorische Funktionen**	Psychomotorische Kontrolle (für Tempo von Verhalten oder Reaktionszeiten) Qualität der psychomotorischen Funktionen
b152	**Emotionale Funktionen**	(Situations-) Angemessenheit der Emotion Affektkontrolle Spannweite von Emotionen
b156	**Funktionen der Wahrnehmung**	Auditive Wahrnehmung Visuelle Wahrnehmung Geruchswahrnehmung Geschmackswahrnehmung Taktile Wahrnehmung Räumlich-visuelle Wahrnehmung
b160	**Funktionen des Denkens**	Denktempo Form des Denkens (für Kohärenz und Logik) Inhalt des Denkens Kontrolle des Denkens
b164	**Höhere kognitive Funktionen**	Abstraktionsvermögen Organisieren und Planen Zeitmanagement Kognitive Flexibilität Einsichtsvermögen Urteilsvermögen Problemlösungsvermögen
b167	**Kognitiv-sprachliche Funktionen**	Sprachverständnis sprachliche Ausdrucksvermögen Integrative Sprachfunktionen
b265	**Funktionen des Tastens (Tastsinn)**	Tasten (Tastsinn)
b270	**Sinnesfunktionen bezüglich Temperatur und anderer Reize**	Temperaturempfinden Vibrationsempfinden Druck- und Berührungsempfinden Wahrnehmung schädlicher Reize (z. B. schmerzhaft)
b330	**Funktionen des Redeflusses und Sprechrhythmus**	Sprechflüssigkeit Sprechrhythmus Sprechtempo Melodik des Sprechens
b760	**Funktionen der Kontrolle von Willkürbewegungen**	Einfache und komplexe Willkürbewegungen Koordination von Willkürbewegungen Stützbewegungen der Arme oder Beine

ICF-Code	ICF Kategorie	
b765	**Funktionen der unwillkürlichen Bewegungen**	Unwillkürliche Muskelkontraktionen Tremor (Zittern) Tics und Manierismen Stereotypien und motorische Perseverationen

	Körperstrukturen (s)	**Ressource oder Schädigung der Struktur (Anatomie) betreffend**
s110	**Struktur des Gehirns**	Großhirnhälften Mittelhirn Zwischenhirn Basalganglien (Kerne) Kleinhirn Hirnstamm Hirnnerven

		Ressource oder Beeinträchtigung von Aktivitäten oder der Teilhabe
d110	**Zuschauen**	Zuschauen
d115	**Zuhören**	Zuhören
d130	**Nachmachen, nachahmen**	Imitieren oder Nachahmen als elementare Bestandteile des Lernens
d132	**Informationen erwerben**	Informationen (Tatsachen) erhalten, wie fragen nach warum, was, wie, fragen nach Namen
d137	**Konzepte aneignen**	Grundlegende und/oder komplexe Konzepte zu verstehen und zu verwenden
d140	**Lesen lernen**	Lesen lernen (und verstehen)
d145	**Schreiben lernen**	Schreiben lernen
d155	**Sich Fertigkeiten aneignen**	Aneignung einer Fertigkeit angehen und zu Ende bringen (z. B. Werkzeug handhaben, Spiel spielen)
d160	**Aufmerksamkeit fokussieren**	Auf einen Reiz konzentrieren, ablenkende Geräusche filtern.
d161	**Aufmerksamkeit lenken**	Aufmerksamkeit absichtsvoll über angemessenen Zeitraum auf spezifische Aufgabe ausrichten
d163	**Denken**	Ideen, Konzepte und Vorstellungen handhaben, Brainstorming, Meditieren.
d166	**Lesen**	Erfassung und Interpretation von Texten
d170	**Schreiben**	Schriftliche Aufzeichnungen von Ereignissen oder Ideen produzieren
d175	**Probleme lösen**	Problem/e identifizieren und analysieren, Lösungsmöglichkeiten entwickeln
d177	**Entscheidungen treffen**	Wahl zwischen Optionen treffen, diese umzusetzen und ihre Auswirkungen abzuschätzen
d210	**Eine Einzelaufgabe übernehmen**	Eine einfache oder komplexe Einzelaufgabe (unabhängig oder in einer Gruppe) übernehmen
d220	**Mehrfachaufgaben übernehmen**	Mehrfachaufgabe (unabhängig oder in einer Gruppe) übernehmen
d230	**Die tägliche Routine durchführen**	Tägliche Routine planen Tägliche Routine abschließen Das eigene Aktivitätsniveau handhaben
d240	**Mit Stress und anderen psychischen Anforderungen umgehen**	Mit Verantwortung umgehen Mit Stress umgehen Mit Krisensituationen umgehen

ICF-Code	ICF Kategorie	
d250	**Sein Verhalten steuern**	Sein Verhalten und den Ausdruck von Gefühlen steuern als Reaktion auf neue Situationen, Personen oder Erfahrungen
d310	**Kommunizieren als Empfänger gesprochener Mitteilungen**	Die wörtliche und übertragene Bedeutung von gesprochenen Mitteilungen zu erfassen
d315	**Kommunizieren als Empfänger non-verbaler Mitteilungen**	Kommunizieren als Empfänger von Gesten oder Gebärden Kommunizieren als Empfänger von allgemeinen Zeichen und Symbolen Kommunizieren als Empfänger von Zeichnungen und Fotos
d330	**Sprechen**	Mündliche Mitteilungen zu äußern, wie in gesprochener Sprache eine Tatsache ausdrücken oder eine Geschichte erzählen
d331	**Präverbale Äußerungen**	Lautieren, wenn eine andere Person in der näheren Umgebung ist; Lallen; Lautieren als Antwort auf Sprache
d335	**Non-verbale Mitteilungen produzieren**	Körpersprache einsetzen Zeichnungen und Fotos machen Zeichen und Symbole produzieren
d350	**Konversation**	Eine Unterhaltung beginnen Eine Unterhaltung aufrechterhalten Eine Unterhaltung beenden Sich mit einer Person unterhalten Eine Unterhaltung mit mehreren Personen führen
d360	**Kommunikationsgeräte und techniken benutzen**	Telekommunikationsgeräte benutzen Technische Schreibgeräte benutzen Kommunikationsmethoden benutzen
d470	**Transportmittel benutzen**	Als Fahrgast/Mitfahrer:in … … ein von Menschenkraft betriebenes Fahrzeug benutzen … ein privates, motorisiertes Fahrzeug benutzen … ein öffentliches, motorisiertes Verkehrsmittel benutzen
d475	**Ein Fahrzeug fahren**	Selbst … … ein von Menschenkraft betriebenes Fahrzeug fahren … ein motorisiertes Fahrzeug fahren … ein von einem Tier angetriebenes Fahrzeug fahren
d510	**Sich waschen**	Körperteile waschen Den ganzen Körper waschen Sich abtrocknen
d520	**Seine Körperteile pflegen**	Die Haut pflegen Die Zähne pflegen Das Haar pflegen Die Fingernägel pflegen Die Fußnägel pflegen
d530	**Die Toilette benutzen**	Die Belange der Blasenentleerung regulieren Die Belange der Darmentleerung regulieren Die Belange der Menstruation regulieren

ICF-Code	ICF Kategorie	
d540	**Sich kleiden**	Kleidung anziehen Kleidung ausziehen Schuhwerk anziehen Schuhwerk ausziehen Geeignete Kleidung auswählen
d550	**Essen**	Essen zum Mund zu führen und zu verzehren, Essbesteck zu benutzen, Mahlzeiten einnehmen
d570	**Auf seine Gesundheit achten**	Für physischen Komfort, Gesundheit sowie für physisches und mentales (psychisches) Wohlbefinden zu sorgen, Gesundheitsschäden vermeiden, für Impfschutz und regelmäßige ärztliche Untersuchungen sorgen
d571	**Auf eigene Sicherheit achten**	Risiken und riskante Situationen zu vermeiden, die zu körperlichen Verletzungen oder Leid führen können
d620	**Waren und Dienstleistungen des täglichen Bedarfs beschaffen**	Einkaufen (einschließlich eine/n für die Einkäufe Beauftragte/n anzuweisen und zu beaufsichtigen), die täglichen Notwendigkeiten unentgeltlich besorgen
d630	**Mahlzeiten vorbereiten**	Mahlzeiten zu planen, zu organisieren, zu kochen, anzurichten, Getränke vorbereiten und die Speisen servieren
d640	**Hausarbeiten erledigen**	Kleidung und Wäsche waschen und trocknen Küchenbereich und Utensilien reinigen Den Wohnbereich reinigen Haushaltsgeräte benutzen Die täglichen Lebensnotwendigkeiten lagern Müll entsorgen
d650	**Haushaltsgegenstände pflegen**	Kleidung herstellen und reparieren Wohnung und Möbel instand halten Häusliche Geräte instand halten Fahrzeuge instand halten Hilfsmittel instand halten Innen- und Außenpflanzen pflegen Sich um Tiere kümmern
d660	**Anderen helfen**	Anderen bei der Selbstversorgung helfen Anderen bei der (Fort-)Bewegung helfen Anderen bei der Kommunikation helfen Anderen bei interpersonellen Beziehungen helfen Anderen bei der Ernährung helfen Anderen bei der Erhaltung ihrer Gesundheit helfen
d710	**Elementare interpersonelle Aktivitäten**	Mit anderen in einer kontextuell und sozial angemessenen Weise zu interagieren, wie die erforderliche Rücksichtnahme und Wertschätzung zeigen oder auf Gefühle anderer reagieren
d720	**Komplexe interpersonelle Interaktionen**	Die Interaktionen mit anderen in einer kontextuell und sozial angemessenen Weise aufrechtzuerhalten und zu handhaben, wie Gefühle und Impulse steuern, verbale und physische Aggressionen kontrollieren, bei sozialen Interaktionen unabhängig handeln und in Übereinstimmung mit sozialen Regeln und Konventionen handeln
d730	**Mit Fremden umgehen**	In befristeten Kontakten und Verbindungen mit Fremden zu bestimmten Zwecken zu stehen, wie beim Fragen nach einer Richtung oder einen Kauf tätigen

ICF-Code	ICF Kategorie	
d740	**Formelle Beziehungen**	Spezielle Beziehungen in formellen Rahmen aufzunehmen und aufrecht zu erhalten, wie mit Arbeitgebern, Fachleuten oder Dienstleistungserbringer:innen
d750	**Informelle soziale Beziehungen**	Mit anderen Kontakte aufzunehmen, wie bei gelegentlichen Beziehungen mit Leuten, die in derselben Gemeinschaft oder am selben Wohnsitz leben (z. B. Freunde, Peers, Nachbarn, Bekannte, Mitbewohner)
d760	**Familienbeziehungen**	Eltern-Kind-Beziehungen Kind-Eltern-Beziehung Beziehungen unter Geschwistern Beziehungen zum erweiterten Familienkreis (z. B. Onkeln, Cousinen, Großeltern)
d770	**Intime Beziehungen**	Liebesbeziehungen Eheliche Beziehungen Sexuelle Beziehungen
d820	**Schulbildung**	Zulassung zu Schule und Bildung zu erlangen, an allen schulbezogenen Pflichten und Rechten teilzuhaben (z. B. mit anderen Schülern zusammenzuarbeiten) und zu anderen Stufen der Bildung fortzuschreiten
d825	**Theoretische Berufsausbildung**	Sich an allen Aktivitäten von Programmen der beruflichen Ausbildung zu beteiligen (z. B. Fachberuf erlernen)
d830	**Höhere Bildung und Ausbildung**	Sich an den Aktivitäten der weiterführenden Bildungsprogramme an Hochschulen und Fachschulen zu beteiligen und diese abzuschließen (z. B. Bachelor oder Masterabschluss, Promotion)
d845	**Eine Arbeit erhalten, behalten und beenden**	Arbeit suchen Ein Arbeitsverhältnis behalten Ein Arbeitsverhältnis beenden
d850	**Bezahlte Tätigkeit**	Selbstständige Tätigkeit Teilzeitbeschäftigung Vollzeitbeschäftigung
d860	**Elementare wirtschaftliche Transaktionen**	Sich an jeder Form einfacher wirtschaftlicher Transaktionen zu beteiligen (z. B. Geld zum Einkaufen von Nahrungsmitteln oder Dienstleistungen benutzen, Geld sparen)
d870	**Wirtschaftliche Eigenständigkeit**	Die Verfügungsgewalt über wirtschaftliche Ressourcen aus privaten oder öffentlichen Quellen zu haben, um die wirtschaftliche Sicherheit für den gegenwärtigen und zukünftigen Bedarf zu gewährleisten
d880	**Sich mit Spielen beschäftigen**	Sich gezielt und andauernd durch Aktivitäten mit Gegenständen, Materialien oder Spielen beschäftigen (z. B. Solitärspiel, Beobachtungsspiel, Parallelspiel, gemeinsames Kooperationsspiel)
d910	**Gemeinschaftsleben**	Sich an allen Aspekten des gemeinschaftlichen sozialen Lebens zu beteiligen, wie in Wohlfahrtsorganisationen, Dienstleistungsvereinigungen oder professionellen Sozialorganisationen mitzuwirken

ICF-Code	ICF Kategorie	
d920	**Erholung und Freizeit**	Sich an allen Formen des Spiels, von Freizeit- oder Erholungsaktivitäten zu beteiligen (z. B. Spiel und Sport in informeller oder organisierter Form, Entspannung, Unterhaltung, Kultur, Hobbys ausüben, Reisen)
d940	**Menschenrechte**	Das Recht auf Selbstbestimmung und Autonomie sowie das Recht, über sein Schicksal selbst zu bestimmen (z. B. nationale Gesetze, UN-BRK)

	Umweltfaktoren (e)	**Förderfaktoren oder Barrieren**
e110	**Produkte und Substanzen für den persönlichen Verbrauch**	Lebensmittel Medikamente
e115	**Produkte und Technologien zum persönlichen Gebrauch im täglichen Leben**	Allgemeine Produkte zum persönlichen Gebrauch (z. B. Kleidung, Geräte, Möbel, Werkzeuge) Hilfsprodukte und unterstützende Technologien für den persönlichen Gebrauch im täglichen Leben (z. B. Prothesen, Steuerungsgeräte)
e125	**Produkte und Technologien zur Kommunikation**	Allgemeine Produkte und Technologien für die Kommunikation Hilfsprodukte und unterstützende Technologien für die Kommunikation (z. B. Computersoftware und Hardware, Brille, Kontaktlinsen)
e130	**Produkte und Technologien für Bildung/Ausbildung**	Produkte und (unterstützende) Technologien für (Aus)Bildung (z. B. Bücher, pädagogisches Spielzeug, Computersoftware, Methoden, Verfahren)
e240	**Licht**	Lichtintensität Lichtqualität (und resultierende optische Information)
e250	**Laute und Geräusche**	Lautstärke und Geräuschintensität Laut- und Geräuschqualität
e310	**Engster Familienkreis**	Personen die von der Kultur als ‚engster Familienkreis' anerkannt sind, wie Ehepartner, Lebensgefährten, Eltern, Geschwister, Kinder, Pflegeeltern, Adoptiveltern und Großeltern
e315	**Erweiterter Familienkreis**	Personen, die von der Kultur als ‚erweiterter Familienkreis' anerkannt sind, wie Tanten, Onkel, Neffen, Nichten
e320	**Freunde**	Freunde (Bekanntschaft mit Vertrauen und gegenseitiger Unterstützung)
e325	**Bekannte, Seinesgleichen (Peers), Kollegen, Nachbarn und andere Gemeindemitglieder**	Bekannte, Seinesgleichen (Peers), Kollegen, Nachbarn, Gemeindemitglieder (die z. B. gemeinsame Interesse oder andere Zugehörigkeit teilen)
e330	**Autoritätspersonen**	Personen mit Entscheidungsverantwortung für andere (z. B. Erzieherin, Lehrer, Arbeitgeber, Vertreter im Amt, Vormund)
e340	**Persönliche Hilfs- und Pflegepersonen**	Personen, die Dienstleistungen (Hilfe und Pflege) erbringen zur Unterstützung von Aktivitäten im Kontext (Aus)Bildung, Arbeit am Arbeitsplatz, Haus- und Freizeitbereich.
e355	**Fachleute der Gesundheitsberufe**	Fachkräfte, die im Gesundheitssystem arbeiten (z. B. aus der Medizin, Pflege, Therapie, Sozialberatung)

<table>
<tr><th>ICF-Code</th><th>ICF Kategorie</th><th></th></tr>
<tr><td>e360</td><td>Andere Fachleute</td><td>Alle Fachleute, die außerhalb des Gesundheitssystems arbeiten (z. B. Sozialarbeiter, Rechtanwälte, pädagogische Fachkräfte, Lehrer)</td></tr>
<tr><td colspan="3">e4: Was ist mit Einstellungen in der ICF gemeint?
Einstellungen sind allgemeine oder spezifische Meinungen und Überzeugungen (Haltungen) von Menschen, die beobachtbare Konsequenzen von Sitten, Bräuchen, Weltanschauungen, Werten, Normen, tatsächlichen oder religiösen Überzeugungen sind. Diese Einstellungen beeinflussen individuelles Verhalten und soziales Leben auf allen Ebenen (von zwischenmenschlichen Beziehungen bis hin zu tieferen gesellschaftlichen Strukturen). Die Einstellungen beziehen sich auf Personen des Umfeldes (als Umweltfaktor) der zu beschreibenden Person und nicht auf die zu beschreibende Person selbst.</td></tr>
<tr><td>e410</td><td>Individuelle Einstellungen der Mitglieder des engsten Familienkreises</td><td>Einstellungen der Mitglieder des engsten Familienkreises, die eine bestimmte Person oder andere Dinge (z. B. soziale, politische und ökonomische Themen) betreffen, und die individuelles Verhalten und Handlungen beeinflussen</td></tr>
<tr><td>e415</td><td>Individuelle Einstellungen der Mitglieder des erweiterten Familienkreises</td><td>Einstellungen der Mitglieder des erweiterten Familienkreises, die eine bestimmte Person oder andere Dinge (z. B. soziale, politische und ökonomische Themen) betreffen, und die individuelles Verhalten und Handlungen beeinflussen</td></tr>
<tr><td>e420</td><td>Individuelle Einstellungen von Freunden</td><td>Einstellungen von Freunden, die eine bestimmte Person oder andere Dinge (z. B. soziale, politische und ökonomische Themen) betreffen, und die individuelles Verhalten und Handlungen beeinflussen</td></tr>
<tr><td>e430</td><td>Individuelle Einstellungen von Autoritätspersonen</td><td>Einstellungen von Autoritätspersonen, die eine bestimmte Person oder andere Dinge (z. B. soziale, politische und ökonomische Themen) betreffen, und die individuelles Verhalten und Handlungen beeinflussen</td></tr>
<tr><td>e450</td><td>Individuelle Einstellungen von Fachleuten der Gesundheitsberufe</td><td>Einstellungen von Fachleuten der Gesundheitsberufe, die eine bestimmte Person oder andere Dinge (z. B. soziale, politische und ökonomische Themen) betreffen, und die individuelles Verhalten und Handlungen beeinflussen</td></tr>
<tr><td>e455</td><td>Individuelle Einstellungen von anderen Fachleuten</td><td>Einstellungen von anderen Fachleuten, die eine bestimmte Person oder andere Dinge (z. B. soziale, politische und ökonomische Themen) betreffen, und die individuelles Verhalten und Handlungen beeinflussen</td></tr>
<tr><td>e460</td><td>Gesellschaftliche Einstellungen</td><td>Einstellungen von Mitgliedern einer Gesellschaft oder (sub)kulturellen Gruppen zu anderen Menschen oder zu sozialen, politischen und ökonomischen Themen, die Verhaltensweisen oder Handlungen einer Einzelperson oder Personengruppe beeinflussen</td></tr>
<tr><td>e465</td><td>Gesellschaftliche Normen, Konventionen und Weltanschauungen</td><td>Sitten, Praktiken/Bräuche, Regeln sowie abstrakte Wertsysteme und normative Überzeugungen, die gesellschaftliche und individuelle Gewohnheiten und Verhaltensweisen beeinflussen oder schaffen, wie z. B. gesellschaftliche Normen der Moral, der religiösen Verhaltensweisen, Normen, Konventionen oder Etikette.</td></tr>
</table>

<table>
<tr><th>ICF-Code</th><th>ICF Kategorie</th><th></th></tr>
<tr><td colspan="3">e5: Was ist mit Dienste, Systeme und Handlungsgrundsätze in der ICF gemeint?
• Dienste erbringen Leistungen, strukturierte Programme und Tätigkeiten in verschiedenen Sektoren der Gesellschaft, um die Bedürfnisse der Menschen zu decken. In „Dienste“ eingeschlossen sind die Personen, die die Dienste erbringen). Dienste können öffentlich, privat oder freiwillig und auf lokaler, kommunaler, regionaler, staatlicher oder internationaler Ebene durch Individuen, Vereinigungen, Organisationen, Agenturen oder Regierungen eingerichtet sein.
• Systeme stellen die administrativen Steuerungs- und Organisationsmechanismen dar und sind von Regierungen sowie von anderen anerkannten Stellen eingerichtet. Diese Systeme haben den Zweck, die Dienste, die Unterstützung, strukturierte Programme und Tätigkeiten in verschiedenen Sektoren der Gesellschaft zur Verfügung zu stellen, zu organisieren, zu kontrollieren und zu steuern.
• Handlungsgrundsätze setzen sich aus Regeln, Vorschriften, Konventionen und Standards zusammen und sind von Regierungen sowie von anderen anerkannten Stellen geschaffen.
Handlungsgrundsätze regeln und regulieren die Systeme, die die Dienste, strukturierten Programme und Tätigkeiten in verschiedenen Sektoren der Gesellschaft organisieren, kontrollieren und steuern.</td></tr>
<tr><td>e525</td><td>Dienste, Systeme und Handlungsgrundsätze des Wohnungswesens</td><td>Dienste, Systeme und Handlungsgrundsätze für Bereitstellung von Unterkünften, Wohnungen oder möblierten Zimmern für Menschen</td></tr>
<tr><td>e535</td><td>Dienste, Systeme und Handlungsgrundsätze des Kommunikationswesens</td><td>Dienste, öffentliche Einrichtungen und rechtliche Vorschriften für Übermittlung und Austausch von Informationen (z. B. Telefon, Post, Telekommunikation oder computergestützte Systeme)</td></tr>
<tr><td>e550</td><td>Dienste, Systeme und Handlungsgrundsätze der Rechtspflege</td><td>Dienste, öffentliche Einrichtungen und Handlungsgrundsätze, die die Gesetzgebung und andere Rechtsprechung eines Landes betreffen (z. B. Gesetzgebung, Vorschriften, nationales und internationales Recht; Gerichte, Schieds- und Schlichtungsstellen, Erziehungsheime, Strafvollzugsanstalten)</td></tr>
<tr><td>e560</td><td>Dienste, Systeme und Handlungsgrundsätze des Medienwesens</td><td>Dienste, Systeme und Handlungsgrundsätze für die Massenkommunikation über Radio, Fernsehen, Zeitungen und Internet</td></tr>
<tr><td>e570</td><td>Dienste, Systeme und Handlungsgrundsätze der sozialen Sicherheit</td><td>Dienste, Systeme und Handlungsgrundsätze für die finanzielle Unterstützung von Menschen, welche aufgrund von Alter, Armut, Arbeitslosigkeit, Gesundheitsproblemen oder Behinderung staatliche Unterstützung benötigen, die entweder durch Steueraufkommen oder Beitragssysteme finanziert wird</td></tr>
<tr><td>e575</td><td>Dienste, Systeme und Handlungsgrundsätze der allgemeinen sozialen Unterstützung</td><td>Dienste, Systeme und Handlungsgrundsätze für diejenigen, die Hilfe in Bereichen wie Einkaufen, Hausarbeit, Beförderung, Selbstversorgung und anderen benötigen, um eine vollständigere Partizipation [Teilhabe] am Leben in der Gesellschaft zu erlangen</td></tr>
<tr><td>e580</td><td>Dienste, Systeme und Handlungsgrundsätze des Gesundheitswesens</td><td>Dienste, Systeme und Handlungsgrundsätze zur Vorbeugung (Prävention) und Behandlung von Gesundheitsproblemen, zur medizinischen Rehabilitation und zur Förderung einer gesunden Lebensführung.</td></tr>
</table>

ICF-Code	ICF Kategorie	
e585	**Dienste, Systeme und Handlungsgrundsätze des Bildungs- und Ausbildungswesens**	Dienste, Systeme und Handlungsgrundsätze für die Aneignung, Erhaltung und Vergrößerung von Wissen, Fachkenntnissen und beruflichen oder künstlerischen Fertigkeiten (z. B. Vorschuleinrichtungen, Schulen und Schulprogramme, berufliche Bildungs/Ausbildungsprogramme, Schulung von Fertigkeiten und Kenntnissen, Lehrlingsausbildung, Fort- und Weiterbildung),
e590	**Dienste, Systeme und Handlungsgrundsätze des Arbeits- und Beschäftigungswesens**	Dienste, Systeme und Handlungsgrundsätze zur Vermittlung passender Arbeit für Personen, die arbeitslos sind oder den Arbeitsplatz wechseln wollen, oder zur Unterstützung von Arbeitnehmern, die einen Aufstieg beabsichtigen. Ebenso Handlungsgrundsätze und Standards für den Arbeitsschutz, geschützte und freie Beschäftigung, Arbeitsstandards und recht sowie Gewerkschaften

Tabelle 8: Das altersübergreifende Core Set für ASS

Die spezifischen Core Sets Autismus für Kinder im Alter von 0–5, 6–16 Jahren und Menschen ab 17 Jahren (Bölte et al. 2019) finden Sie kostenlos hier: https://www.ncbi.nlm.nih.gov/pmc/articles/PMC6376609/

Beim Durchsehen der Inhalte des ausführlichen Core Sets wird deutlich, dass am häufigsten Inhalte aus den Lebensbereichen sowie Kontextfaktoren aufgeführt sind. Dies macht deutlich, dass das was Menschen mit ASS im Alltag alleine oder mit anderen machen (wollen oder können), die größte Bedeutung hat. Dies wird von Fachleuten als „Partizipationsorientierung“ bezeichnet. In der ICF wird dies mit den neun Lebensbereichen, in denen Aktivitäten und Teilhabe (Partizipation) aufgeführt sind, beschrieben. Die zahlreiche Benennung von Kontextfaktoren macht deutlich, dass die Umweltfaktoren von großer Bedeutung dafür sind, ob die Aktivitäten und Teilhabe für einen Menschen mit ASS unterstützt werden (Umweltfaktoren als Förderfaktoren) oder eher gehemmt werden (Umweltfaktoren als Barrieren).

Im deutschen Sozialrecht ist diese vorbeschriebene Bedeutung von Partizipations- und Kontextorientierung berücksichtigt. Der § 1 im SGB IX ist mit der Überschrift Selbstbestimmung und Teilhabe am Leben in der Gesellschaft versehen. Im neuen Behinderungsbegriff (§ 2 SGB IX) wurde die Abhängigkeit der Teilhabe von einstellungs- und umweltbedingten Barrieren aufgegriffen. Für die Eingliederungshilfe ist eine ICF-orientierte Bedarfsermittlung vorgeschrieben. Die Eingliederungshilfe ist der primäre Kostenträger für autismusspezifische Fördermaßnahmen, die von den deutschen Autismusambulanzen angeboten werden.

Merke

- ICF Core Sets umfassen eine Auswahl von Inhalten aus der ICF, d. h. sie sind eine Liste von ICF-Kategorien mit den „am häufigsten“ genannten Inhalten.
- Selbstverständlich müssen nicht alle Kategorien aus einem Core Set für ASS auf alle Menschen mit einer ASS zutreffen. Und ebenso selbstverständlich können Kategorien und Inhalte für einen Menschen mit ASS bedeutsam sein, die nicht im Core Set aufgeführt sind.
- Sofern ein Mensch mit einer ASS zusätzliche Gesundheitsstörungen (sogenannte Komorbiditäten) hat, ist zu erwarten, dass weitere Inhalte aus der ICF eine Rolle spielen, die nicht im Core Set ASS beschrieben sind.
- ICF Core Sets helfen dabei, die Anwendung der ICF in der Praxis zu erleichtern.
- Personen-, Partizipations- und Kontextorientierung sind Bestandteil im deutschen Sozialrecht. Für die Eingliederungshilfe bei Menschen mit ASS ist eine ICF-orientierte Bedarfsermittlung vorgeschrieben

4 Kodieren und Dokumentieren mit der ICF

Allgemeiner Teil

Mit Hilfe der ICF kann eine Dokumentation des Gesundheitszustandes transparent, nachvollziehbar und ökonomisch gestaltet werden, d. h. die Anwendung der ICF zu Dokumentationszwecken kann zeitökonomisch vorteilhaft genutzt werden und bedeutet nicht, dass ein zeitlicher Mehraufwand erforderlich wird. Voraussetzung dafür ist meist eine Umstellung der Dokumentationssysteme („Umbau statt Anbau“) und Absprache der Akteur:innen (in einem Versorgungssystem oder Sozialraum). Sofern keine Anpassung („Umbau“) erfolgt, sondern eine ergänzende Beschreibung mit der ICF an einem bestehenden Dokumentationssystem vorgenommen wird, resultieren daraus meist Mehrarbeit und Frustration für die Ausübenden („Anbau“). Dies gilt es zu verhindern.

Bevor explizit die Kodierung mittels der ICF beschrieben wird, muss an dieser Stelle auf die ethischen Leitlinien der WHO zum Gebrauch und Nutzung der ICF eingegangen werden. Diese sagen unter anderem aus, dass die ICF nie benutzt werden sollte, um einzelne Menschen zu etikettieren oder sie nur mittels einer oder mehreren Kategorien von Behinderung zu identifizieren und dass das Individuum mit seinem ihm innewohnenden Wert stets geschätzt und seine Autonomie respektiert werden sollte. Insofern spricht sich die WHO eindeutig dagegen aus, dass die Kodierung genutzt wird, um Menschen zu klassifizieren. Lediglich der aktuelle Gesundheitszustand eines Menschen soll personenzentriert dargestellt werden (WHO 2001, WHO 2007).

Inwieweit und wie ausführlich eine Kodierung mit der ICF erfolgt, sollte immer vor dem Hintergrund erfolgen, ob mit dem Kodieren ein Nutzen erzielt wird. Dies ist intern sowie mit den Kooperationspartner:innen im Sozialraum zu beraten. Die Anwendung der „Philosophie der ICF“ (Personenzentrierung, Partizipationsorientierung) ist bedeutender als das Kodieren.

Der Gesundheitszustand und die mit Gesundheit zusammenhängenden Zustände einer Person können mit einer Reihe von Kodes abgebildet werden, welche die beiden Teile der Klassifikation umfassen. Die Kodes können „narrativ" mit individuellen Beschreibungen ergänzt werden. Dadurch wird die Dokumentation mit der ICF an das Individuum angepasst.

Für das Kodierungssystem wird ein alphanumerisches System benutzt, bei dem die Buchstaben …

- „b" für Körperfunktionen (*b*ody functions),
- „s" für Körperstrukturen (body *s*tructures),
- „d" für die Lebensbereiche (Aktivitäten und Partizipation/Teilhabe) (life *d*omains) sowie
- „e" für Umweltfaktoren (*e*nvironmental factors)

… verwendet werden. Für den Umgang mit der ICF müssen keine Kodes auswendig gelernt werden. Diese vier Präfixe „b", „s", „d" und „e" müssen zugeordnet werden können. Jedem Buchstaben folgt ein numerischer Kode, der mit der Kapitelnummer (erste Ziffer) beginnt, gefolgt von der zweiten Gliederungsebene (zweiziffrig) sowie der dritten und vierten Ebene (jeweils einziffrig). Diese Kodes können durch Beurteilungsmerkmale ergänzt werden (WHO 2001, WHO 2007).

Das heißt, die ersten beiden Stellen eines Kodes zeigen an, welche Komponente (also Körperfunktion oder struktur, Lebensbereich oder Umweltfaktor) beschrieben wird und aus welchem Kapitel der Inhalt kommt (Beispiele: *b1*xx beschreibt eine Körperfunktion aus Kapitel 1; *d3*xx beschreibt den Lebensbereich Kommunikation, *e4*xx beschreibt die Einstellung einer anderen Person als Umweltfaktor).

Die WHO hat mit der ICF festgelegt, dass eine nähere Beschreibung eines Inhaltes, der mit einem Kode ausgedrückt wird, erfolgen kann. Hierfür sollen sogenannte Beurteilungsmerkmale ergänzend zum Kode benutzt werden. Das erste Beurteilungsmerkmal soll für alle kodierten Komponenten das Ausmaß von Problemen (Störungen und Beeinträchtigungen) beschreiben (siehe Tabelle 9).

Erstes Beurteilungsmerkmal (Ausmaß oder Größe des Problems)			
Xxxx.0	Problem nicht vorhanden	... ohne, kein, unerheblich, ...	0–4 Prozent
Xxxx.1	Problem leicht ausgeprägt	... schwach, gering, ...	5–24 Prozent
Xxxx.2	Problem mäßig ausgeprägt	... mittel, ziemlich, ...	25–49 Prozent
Xxxx.3	Problem erheblich ausgeprägt	... hoch, äußerst, ...	50–95 Prozent
Xxxx.4	Problem voll ausgeprägt	... komplett, total, ...	96–100 Prozent
Xxxx.8	Nicht spezifiziert		
Xxxx.9	Nicht anwendbar		

Tabelle 9: Beschreibung von Ausmaß oder Größe eines Problems mit einem Beurteilungsmerkmal

Beispiele: Die Funktion des Schlafes wird im Kapitel 1 kodiert mit dem vierstelligen alphanumerischen Kode b134. Kommt es zum Beispiel bei einem Menschen mit ASS mehrfach in der Woche zu Ein- oder Durchschlafstörungen, so könnte dies mit dem Beurteilungsmerkmal „3“ und dem Kode b134.3 („erheblich ausgeprägte Störung der Schlaffunktion“) beschrieben werden. Kann diese Person selbstständig die Toilette benutzen, so wäre dies mit dem Beurteilungsmerkmal „0“ und dem Kode d530.0 zu beschreiben. Kann dieser Mensch (in der aktuellen Lebensphase) nicht in einer kontextuell und sozial erwarteten Weise mit Fremden umgehen, so wäre dies mit dem Beurteilungsmerkmal „4“ und den Kode d730.4 zu benennen.

Sabrina hat deutliche Schwierigkeiten mit der Hygiene (z. B. wenn sie ihre Regel hat). Ihr Zimmer kann sie nicht alleine ordentlich und sauber halten. Routinen bereiten ihr oft Schwierigkeiten, zu Hause (Fertigmachen am Morgen) und in der Schule (Aufgaben zu Ende führen). Hierbei braucht sie viel Unterstützung. Dies könnte folgendermaßen ausgedrückt werden: d530.3 (Belange der Menstruation regulieren), d640.4 (Hausarbeiten erledigen), d230.3 (Die tägliche Routine durchführen).

Eine exakte und „objektive“ Abgrenzung auf der fünfstufigen Skala (0–4) für die Schweregrade beim ersten Beurteilungsmerkmal von „Problem nicht vorhanden (0)“ bis „Problem voll ausgeprägt (4)“ ist nicht (immer) eindeutig möglich. Es gibt meist keine objektiven Instrumente für eine „exakte“ Operationalisierung. Entsprechendes gilt für die Anwendung einer solchen Beurteilung bei ICF-basierten Assessment- und Bedarfsermittlungsverfahren. Außerdem gilt es zu bedenken, dass diese Beurteilung aus der Sicht der Person erfolgen soll, deren Gesundheitszustand mit der ICF beschrieben wird, und nicht aus der primären Sicht einer Fachperson.

Ein wichtiges Ziel der ICF ist es, die Auskunftsperson mit einzubeziehen in der Feststellung der Art und des Ausmaßes ihrer Funktionsfähigkeit im

Kontext ihrer Umwelt. Dies gilt selbstverständlich auch für Menschen mit ASS. Bei sehr jungen Kindern und Menschen mit Beeinträchtigungen der kognitiven und/oder sprachlichen Funktionen sowie in der Kommunikation sind die jeweiligen Personensorgeberechtigten bzw. die Betreuer:innen zu befragen. Sofern eine fachliche Sicht von der Perspektive der Index-Person abweicht, wäre diese gesondert zu beschreiben/dokumentieren (WHO 2001, Schuntermann 2005, Seidel & Simon 2014). Die weiteren Beurteilungsmerkmale .8 sowie .9 werden verwandt, wenn die Informationen unzureichend sind (.8) oder der Kode nicht angewandt werden kann (wie beispielsweise Menstruationsstörungen bei einem Mann – .9).

Die maximale Zahl von Kodes ist pro Person auf der einziffrigen Ebene (erste Gliederungsstufe) gleich 34 (jeweils 8 Kodes für Körperfunktionen und für Körperstrukturen, 9 für Leistung und 9 für Leistungsfähigkeit). Auf der dreiziffrigen Ebene (zweite Gliederungsstufe) ist die Gesamtzahl der Kodes gleich 362. Auf den stärker detaillierten Gliederungsstufen kann die Gesamtzahl der Kodes auf über 1400 (Erwachsenenversion der ICF) bzw. über 1600 (Kinder- und Jugendversion der ICF) anwachsen. Eine vollständige Kodierung mit der ICF zur Beschreibung des Gesundheitszustandes einer Person ist im Arbeitsalltag nicht angemessen, und auch nicht zu leisten. Es ergibt keinen Sinn, alle möglichen Kodes der ICF bei der Beschreibung des Gesundheitszustandes oder bei der Bedarfsermittlung durchzugehen. Wesentlich sinnvoller ist die narrative Beschreibung des Gesundheitszustandes und das Überprüfen, ob alle Belange des bio-psycho-sozialen Modells betrachtet wurden. Zuletzt dann – nach der interdisziplinären Abstimmung – sollten die wesentlichen Inhalte der Beschreibung des Gesundheitsproblems sowie die abgestimmten Ziele „in die ICF übersetzt werden“.

Die allgemeinen Kodierungsregeln der ICF sind umfangreich und erscheinen durch die teils technokratische Sprache – die zunächst erlernt werden muss – sehr komplex. In ihrer vollen Umfänglichkeit finden die Kodierungsregeln in Bereichen wie zum Beispiel der Eingliederungshilfe oder der Rehabilitation nur teilweise Anwendung. Es gibt sogar Bedarfsermittlungsverfahren, die auf die Anwendung der Kodes vollständig verzichten (z. B. BEI_NRW). Der ICF-Orientierung wird durch die Anwendung des bio-psycho-sozialen Modells sowie der „ICF-Philosophie“, unter Bezugnahme auf die neun Lebensbereiche, Rechnung getragen.

Bedeutend sind die Definitionen und Kodes zur präzisen Beschreibung des Gesundheitszustandes (wenn dies gefordert und sinnvoll ist). In der praktischen Anwendung der ICF dürfte dann (nach Einschätzung der WHO) eine Kode-Zahl von 3 bis 18 für die Beschreibung eines Falles mit der Genauigkeit der zweiten Gliederungsstufe (dreiziffrig) ausreichend sein. Allgemein ist die stärker detaillierte Vier-Ebenen-Version für spezielle Dienste (z. B. spezielle Rehabilitationsergebnisse, Forschungsprojekte) vorgesehen, während die Zwei-Ebenen-Klassifikation für Erhebungen und Ergebnisevaluation im Kontext sozialer, pädagogischer oder medizinischer Aufgaben verwendet werden kann. Für die Anwendung der ICF wird von der WHO eine Schulung empfohlen; die meisten Fachleute empfehlen eine zweitägige Basisschulung mit Praxisbezug, idealerweise mit Vertreter:innen unterschiedlicher Professionen (WHO 2001, Seidel 2015, Mukaino et al. 2020).

Personbezogene Faktoren sind in der ICF nicht kodiert, da sich die WHO aus kulturellen und ethischen Gründen bislang gegen eine solche Kodierung ausspricht. Die personbezogenen Faktoren können durch das jeweilige Bedarfsermittlungsverfahren oder einen Erhebungsbogen dargestellt werden. Nur weil sie nicht kodiert sind, heißt das nicht, dass sie weniger bedeutsam sind.

Spezieller Teil

An dieser Stelle wird detailliert auf das Thema Kodieren eingegangen; dies wird aus didaktischen Gründen (Vollständigkeit) als gesondertes Unterkapitel dargestellt. Die ICF unterteilt sich in ihrer Struktur in:

- die Klassifikation der ersten Ebene (Kapitelüberschriften, z. B. „d3“)
- die Klassifikation der zweiten Ebene (Kurzversion, z. B. „d350“)
- die detaillierte Klassifikation (z. B. „d3503“)

Die Klassifikation der ersten Ebene

Damit sind die Kapitelüberschriften zu den jeweiligen Domänen gemeint, z. B.:

Klassifikation der Aktivitäten und Partizipation [Teilhabe]

- Kapitel 1: Lernen und Wissensanwendung
- Kapitel 2: Allgemeine Aufgaben und Anforderungen
- Kapitel 3: Kommunikation
- Kapitel 4: Mobilität

- Kapitel 5: Selbstversorgung
- Kapitel 6: Häusliches Leben
- Kapitel 7: Interpersonelle Interaktionen und Beziehungen
- Kapitel 8: Bedeutende Lebensbereiche
- Kapitel 9: Gemeinschafts, soziales und staatsbürgerliches Leben

Der erstbenannte Buchstabe eines Kodes verweist auf die jeweilige Komponente der ICF. Die aufgeführte Domäne bei den Lebensbereichen (Aktivitäten und Partizipation) umfasst neun Kapitel. Wenn von „d6“ gesprochen wird, ist somit der Lebensbereich „häusliches Leben“ gemeint.

Die Klassifikation der Körperfunktionen und -strukturen umfassen jeweils acht Kapitel und die Umweltfaktoren sind in fünf Kapitel aufgegliedert. Dieselbe Systematik durchzieht sich durch die verschiedenen Domänen, beispielsweise ist mit dem alphanumerischen Kennzeichen „b1“ die Domäne der Körperfunktionen angesprochen („b“) und die Zahl („1“) weist auf das jeweilige Kapitel hin. Also: Klassifikation der Körperfunktionen „b“ und „1“ das Kapitel „Mentale Funktionen“.

Die Klassifikation der zweiten Ebene (Kurzversion)

Hier sehen Sie ein Beispiel aus der Liste der Kapitelüberschriften und die erste Verzweigungsebene der Klassifikation:

Klassifikation der Aktivitäten und Partizipation [Teilhabe]

Die Klassifikation der zweiten Ebene besteht aus einem vierstelligen alphanumerischen Kode („d330“). Die ersten beiden Zeichen sind wie oben beschrieben die Kennzeichnung für die Domäne sowie die Anzeige des Kapitels („d3“). Die dritte und vierte Stelle des Kodes geben Rückschlüsse auf den Bereich, der angesprochen wird („30“).

Die Klassifikation der zweiten Ebene wird beispielsweise oft in den Bedarfsermittlungsverfahren der Eingliederungshilfe genutzt.

Sabrina hat in der Förderschule für Geistige Entwicklung Kontakt zu Gleichaltrigen. Dies würde wie folgt kenntlich gemacht werden:

Kapitel 7: Bedeutende Lebensbereiche

d750 Kontakt mit Peers (in der Förderschule)

Die detaillierte Klassifikation mit Definitionen (Vollversion)

Hier werden alle Kodes, die es in der ICF gibt, aufgelistet und definiert, also alle Kategorien der Klassifikation mit ihren Definitionen sowie Ein- und Ausschlüssen, zum Beispiel:

Klassifikation der Aktivitäten und Partizipation [Teilhabe]

Kapitel 3:	Kommunikation
d335	Non-verbale Mitteilungen produzieren Gesten, Symbole und Zeichnungen zur Vermittlung von Bedeutungen einzusetzen, wie seinen Kopf schütteln, um Uneinigkeit anzuzeigen, oder ein Bild oder Diagramm zeichnen, um eine Tatsache oder eine komplexe Vorstellung zu vermitteln Inkl.: Körpergesten, Zeichen, Symbole, Zeichnungen und Fotos produzieren
d3350	Körpersprache einsetzen
d3351	Zeichen und Symbole produzieren
d3352	Zeichnungen und Fotos machen

Die Vollversion der ICF besteht aus einem fünf- bis sechsstelligen alphanumerischen Kode. Die fünfte bzw. sechste Stelle spezifiziert, in welchem Bereich die Funktionsfähigkeit eingeschränkt wird. In oben genannten Beispielen bezieht sich die Spezifizierung auf „Körpersprache einsetzen", „Zeichen und Symbole produzieren" oder „Zeichnungen und Fotos machen".

Die ausführliche Vollversion eignet sich zum Kennenlernen der ICF. In der Praxis, die durch das BTHG maßgebend geformt wird, reicht meist die vertiefende Kenntnis der zweiten Ebene aus. Um die zweite Ebene der Klassifikation genau zu kennen, eignet sich die Auseinandersetzung mit der Vollversion. Zudem werden in der Vollversion auch Hinweise zu der Ausgrenzung anderer Items gegeben („Exkl.").

Um *Sabrinas* Beziehungen zu Peers spezifischer darzustellen, könnte folgende Beschreibung gewählt werden:

d7500 Informelle Beziehung zu Freunden

In der Schule hat sie einen guten Kontakt zu ihrer Freundin Jaqueline.

Detaillierte Beurteilungsmerkmale der einzelnen Komponenten

Das erste Beurteilungsmerkmal ist bei allen Komponenten, die kodiert werden können, gleich (s. o. im allgemeinen Teil in diesem Kapitel).

Die *Körperfunktionen (b)* werden mit einem Beurteilungsmerkmal (siehe Tabelle 9) nach dem Kode dargestellt. Beispielsweise: Funktionen der psychischen Energie und des Antriebs b130._

Sabrina hat eine deutliche Störung der Intelligenzfunktion. Dies könnte folgendermaßen kenntlich gemacht werden: b117.3 (Intelligenzfunktion ist erheblich eingeschränkt).

Bei der Komponente der *Körperstrukturen (s)* gibt es – zusätzlich zum ersten Beurteilungsmerkmal (siehe Tabelle 9) – zwei weitere Beurteilungsmerkmale. Diese können dazu genutzt werden, weitere Gegebenheiten darzustellen:

2. *mögliches Beurteilungsmerkmal:* s __ __ __ (__). __ __ __
   Dient zur Dokumentation der *Art* oder Veränderung in der entsprechenden Körperstruktur:
   - 0 keine Veränderung
   - 1 nicht vorhanden
   - 2 teilweise nicht vorhanden
   - 3 zusätzlicher Teil
   - 4 von der üblichen Form abweichend (aberrant)
   - 5 Diskontinuität
   - 6 abweichende Lage
   - 7 qualitative Strukturveränderung, einschließlich Ansammlung von Flüssigkeit
   - 8 nicht spezifiziert
   - 9 nicht anwendbar

3. *mögliches Beurteilungsmerkmal:* s __ __ __ (__). __ __ __

   Dient zur Dokumentation der *Lokalisation* (in Entwicklung):

0	mehr als eine Region
1	rechts
2	links
3	beidseitig
4	frontal
5	dorsal
6	proximal
7	distal
8	nicht spezifiziert
9	nicht anwendbar

Die drei Stellen hinter dem „." können also durch maximal drei Beurteilungsmerkmale näher ausgeführt werden: s __ __ __ (__). __ __ __

> *Sabrina* hat keine strukturelle Schädigung im Gehirn. Dies kann in folgender Weise beschrieben werden:
> Struktur des Gehirns s110.0

In der Domäne der *Lebensbereiche (d)* gibt es ebenso die Möglichkeit, mehr als nur ein Beurteilungsmerkmal zu benutzen. Die erste Stelle nach dem Item (Kode) beschreibt hier die „Leistung" (das, was ein Mensch in seiner Umwelt tut). An der nachfolgenden (zweiten) Stelle kann die „Leistungsfähigkeit" (was ein Mensch tun könnte, wenn er erforderliche Unterstützungsmöglichkeiten bekommen würde) beschrieben werden.

Ein Beispiel: Wenn einem Schüler mit ASS keine Schulbegleitung (persönliche Assistenz in der Schule) zur Verfügung steht und damit verknüpft wäre, dass er die Schule nicht besuchen kann, dann wäre dies mit „d820.4" (Schulbildung) zu beschreiben (aktuelle Situation, „Leistung"). Sofern ihm der Schulbesuch möglich ist, nachdem ihm eine persönliche Assistenz für die Schule zur Verfügung steht, wäre dies über die Kodierung mit „d820.40" zu beschreiben. Mit dem 1. Beurteilungsmerkmal „4" wird also die aktuelle Leistung (Performanz) beschrieben, und mit der weiteren Stelle (2. Beurteilungsmerkmal) mit „0" die Leistungsfähigkeit (Kapazität). Dieses Konstrukt von Leistung und Leistungsfähigkeit bei den Lebensbereichen wird in manchen Verfahren der Bedarfsermittlung gewählt, um zu beschreiben, was ein Mensch tatsächlich in seiner Umwelt „kann" (Leistung) und was er in einer Umwelt mit ausreichend Unterstützungsmöglichkeiten „könnte" (Leistungsfähigkeit).

Sabrina kann kein Zweirad (Fahrrad) fahren; aber sie kann ein Dreirad (Therapierad) fahren und sich im Verkehr bewegen, wenn sie begleitet wird. Dies ließe sich wie folgt ausdrücken:

d475 Rad fahren

d475.30 (Therapie-)Rad fahren (ohne Unterstützung ist das für Sabrina schwer möglich „3", dies kann sie aber mit Begleitung einer Person und einem Therapierad schaffen „0")

In der Komponente der *Umweltfaktoren (e)* wird zwischen Förderfaktoren und Barrieren unterschieden. Ein Förderfaktor, je nachdem wie stark er ausgeprägt ist, wird hinter dem Item (Kode) mit einem „+" gekennzeichnet. Beispiel: e120+4 beschreibt einen individuell angepassten Rollstuhl, der z. B. von der Nutzerin als optimal eingeordnet wird. Wäre ein Rollstuhl für dieselbe Benutzerin eine Barriere, beispielsweise, da der Rollstuhl nicht passt und nicht funktioniert, könnte durch e120.4 ausgedrückt werden, dass der Rollstuhl als vollständige Barriere empfunden wird. Bei den Umweltfaktoren steht das „+" (Plus) also für Förderfaktor und der „." (Punkt) für Barriere.

Sabrina ist mit Jaqueline in der Schule befreundet. Sie fühlt sich mit ihr vertraut, sie wird von Sabrina als Unterstützung wahrgenommen; Jaqueline ist für Sabrina ein Förderfaktor (als Freundin und mir ihrer Einstellung), der voll ausgeprägt ist:

e320+4, 420+4 Freundin Jaqueline

Die Eltern von Jaqueline unterstützen ein Treffen von Sabrina und Jaqueline am Wochenende nicht. Dies wäre folgendermaßen zu kodieren:

e445.3 Die Einstellung von Jaquelines Eltern ist als Barriere zu beschreiben.

Praktisches Arbeiten mit Kodierungen

ICF-orientiertes Arbeiten meint nicht, die Kodierungen auswendig zu kennen, sondern zu wissen, wo welcher Inhalt einzuordnen ist (→ neues Ordnungssystem). Häufig werden in der Praxis Kodes verwandt, die „nur" bis zur zweiten Ebene der ICF gehen (z. B. b114, Funktionen der Orientierung). Beispielsweise werden in Bedarfsermittlungsverfahren in der Eingliederungshilfe häufig „nur" Kodierungen der zweiten Ebene zur Darstellung des aktuellen Gesundheitszustandes genutzt – vorzugsweise bei der Komponente der Lebensbereiche (d). Im Bereich medizinischer Rehabilitation spielen Körperfunktionen und strukturen eine bedeutendere Rolle bei der ICF-orientierten Bedarfsermittlung, da es oft auch um eine (mögliche) Funktionsverbesserung geht.

Im Allgemeinen ist es wichtig, keine Komponente des bio-psycho-sozialen Modells bei der Beschreibung und Dokumentation außer Acht zu lassen und interdisziplinär Sichtweisen zu ergänzen. Das Ziel ist ein „ganzheitliches Bild" des Gesundheitszustandes zu erlangen. Jede Disziplin hat ihre eigene Expertise und kann zu den jeweiligen Komponenten vielleicht unterschiedlich viel beitragen. Jedoch darf und soll jede Profession Anmerkungen zu allen Komponenten der ICF machen. Für die Praxis ist es unabdingbar, die Definitionen der verschiedenen Komponenten zu kennen und zu wissen, wo welche Inhalte und Beschreibungen einzuordnen sind. Hierzu können heute ebenfalls Onlinetools als Arbeitshilfen verwandt werden. Solche Hilfen sind im Internet kostenlos verfügbar (z. B. die ICF als Vollversion-PDF zu durchsuchen, der „ICF-Lotse" von rehadat, die „ICF-Praxis WebApp" von vae-kontexte).

Für das praktische Arbeiten mit der ICF und ihren Kodierungen spielen der Kontext und das Setting eine maßgebende Rolle. Meist sind Kodierungen der zweiten Ebene ausreichend, wenn eine narrative Erklärung zum jeweiligen Kode erfolgt.

Dokumentieren auf Grundlage der ICF

Wenn das System sowie die Philosophie der ICF in den Arbeitskontext und auf der Organisationsebene übernommen wurde, so empfiehlt es sich ebenfalls auf Grundlage dessen zu dokumentieren. Dies kann arbeitsfeldspezifisch ausgerichtet werden.

Kontakt (Uhrzeit, Ort)	Maßnahme	Förderinhalte/Teilhabeorientierung nach der ICF
15:00–17:00 Uhr, Einrichtung	Gespräch zur Selbstreflexion nach Krisensituation mit Partner	d570 Auf seine Gesundheit achten d770 Intime Beziehungen b126 Funktionen von Temperament und Persönlichkeit

Tabelle 10: Interne Arbeitsdokumentation nach ICF

Tabelle 10 ist ein Vorschlag das Dokumentationssystem ICF-orientiert auszulegen. Wie erwähnt, kann dies arbeitsfeldspezifisch ausgelegt werden. Je nachdem, welche Schwerpunkte im jeweiligen Setting vordergründig sind, kann die Art der Dokumentation variieren. Ebenso hängt die Dokumentationsweise von rechtlichen und/oder institutionellen Vorgaben ab.

Merke

- Die Kodes (Items) der ICF besitzen die Präfixe „b, s, d, e“ und zeigen mit der ersten Ziffer das jeweilige Kapitel der gewählten Komponente an.
- Die ICF besitzt eine Klassifikation der ersten Ebene („Kapitel“), der zweiten Ebene (vierstelliger alphanumerischer Kode) sowie die ausführliche Vollversion (fünf- bis sechsstelliger alphanumerischer Kode).
- Mit den Beurteilungsmerkmalen können die Kodes präzisiert werden; alternativ kann eine kurze Narration den Kode individuell ergänzen.
- Für die Praxis reicht es häufig aus, Kodes der zweiten Ebene mit einer narrativen Beschreibung zu nutzen.
- Eine ICF-orientierte Dokumentation kann institutions- bzw. einrichtungsspezifisch ausgelegt werden.

5 Die ICF als gemeinsame Sprache – eine Chance für die interdisziplinäre Zusammenarbeit

Bei Beeinträchtigungen der Aktivitäten oder Teilhabe benötigen die Menschen mit ASS, unabhängig davon, ob es sich dabei um einen Säugling, ein Kleinkind, ein Schulkind, einen Jugendlichen oder Erwachsenen handelt, oft mehrere Fachleute für die Bereiche der Beratung, Diagnostik, Hilfen, Förderung und Therapie.

Die Kommunikation zwischen den Menschen mit Beeinträchtigungen mit den Fachleuten sowie die Kommunikation zwischen den Fachleuten ist in der Praxis nicht selten erschwert, manchmal sogar problematisch oder gestört. Dabei können verschiedene Interessen und Blickwinkel der Vertreter:innen der jeweiligen Professionen, unterschiedliche Systematiken in den jeweiligen Institutionen und Versorgungssystemen oder auch differente Arbeitsorte die Kommunikation weiter erschweren. Zur Verbesserung der Kommunikation stellt die ICF eine gemeinsame, universelle und international einheitliche Sprache für die Beschreibung von Gesundheitszuständen, sowohl für Professionelle wie auch für Menschen mit Beeinträchtigungen und ihre Familien, dar. Darüber hinaus ist die ICF die einzige international anerkannte und verbreitete Klassifikation, die dies bietet (WHO 2001, Seidel & Simon 2014).

Die Anwendung der ICF kann bei der Versorgung von unterstützungssuchenden Menschen mit Behinderungen sowie chronischen Erkrankungen und einem differenzierten Sozialsystem mit unterschiedlichen Leistungsträgern und Zuständigkeiten, wie zum Beispiel in Deutschland, deshalb besonders hilfreich sein. Diese gemeinsame Sprache macht also die besondere Attraktivität der ICF aus. Sie bietet damit im Grunde genommen eine „barrierefreie“ Basis für den interdisziplinären Austausch und die Diskussion für diejenigen, die bereit sind, eine solche zu führen. Wissenschaftliche Studien unterstreichen, dass ICF-basierte Förder- und Therapiepläne von Fachkräften unterschiedlicher Profession sowie den Menschen mit Beeinträchtigungen und deren Angehörigen verstanden werden. Die Anwendung der ICF kann auch dazu beitragen, dass die interdisziplinäre Zusammenarbeit und Arbeitsprozesse weiter verbessert werden können. Ein differenziertes Diagnostik-, Beratungs-, Förder- und Therapiekonzept bedarf in der Praxis meist einer interdisziplinären Abstimmung, damit den Bedürfnissen der Menschen (mit ASS) entsprochen werden kann (Seidel 2015, Mukaino et al. 2020).

Die Anwendung eines Rahmenkonzeptes mit der ICF kann die Entwicklung von Zielen sowie die Überprüfung von Zielen im (sozial-)pädagogischen, sozialen oder medizinisch-therapeutischen Setting sein. Die jeweiligen Fachkräfte müssen bereit sein für den interdisziplinären Austausch und sollten im Abstimmungsprozess gleichberechtigt miteinander sprechen. Dies erfordert eine neue Kultur der Zusammenarbeit, bei der vertrauensvoll und „auf Augenhöhe“ miteinander zu kommunizieren ist. Nur so kann die Personenzentrierung und interdisziplinäre Zusammenarbeit gelingen (Seidel & Simon 2014).

Viele Menschen mit ASS benötigen im Alltag Unterstützungen aus „verschiedenen Systemen“. Nicht selten haben die betroffenen Menschen (und ggf. ihre Familien) zehn oder deutlich mehr Fachkräfte als Ansprechpartner:innen (beispielsweise im Autismuszentrum, aus der Bildungsinstitution oder am Arbeitsplatz, beim Jugend- oder Sozialamt, bei der Krankenkasse, bei der Pflegekasse, der Rentenversicherung, verschiedene medizinische oder psychologische Fachkräfte, verschiedene therapeutische Fachkräfte, sonderpädagogische Fachkräfte etc.) in ihrem Beratungs, Förder- und Therapieteam. Wenn verschiedene Fachleute zwar parallel, aber ohne gemeinsame Abstimmung und ohne Besprechungen mit den Personen arbeiten, dann handelt es sich um ein multidisziplinäres Vorgehen. Interdisziplinäre Zusammenarbeit bedeutet hingegen, dass es einen Austausch zwischen den Fachkräften gibt. Im Gesamtplanverfahren nach § 117 SGB IX ist ein interdisziplinäres Vorgehen vorgeschrieben.

> Ein Beispiel für die Nutzung der „gemeinsamen Sprache ICF“ bei *Sabrina* ist die fachliche und interdisziplinäre Abstimmung der Familie gemeinsam mit Fachkräften der Medizin (z. B. Neuropädiatrie) und der Förderschule.

Nur dann kann eine sinnvolle Abstimmung der Inhalte und des Vorgehens (für einen abgesprochenen Zeitraum) unter Berücksichtigung der Wünsche und Bedürfnisse der Menschen mit ASS (Personenzentrierung, Partizipation) erfolgen. Wissenschaftliche Untersuchungen zeigen, dass es dafür formalisierter Besprechungen bedarf. Der zeitliche Mehraufwand hierfür wird durch die Synergie abgesprochener Unterstützungs- und Therapiekonzepte meist sehr schnell ausgeglichen (Seidel & Simon 2014, Seidel 2015, Mukaino et al. 2020).

Der Gesetzgeber will ein solches Vorgehen befördern; aus diesem Grund sind in den Sozialgesetzen und ergänzenden Verordnungen klare Vorgaben zu finden, die die Zusammenarbeit der Rehabilitationsträger verbessern sollen oder eine interdisziplinäre Zusammenarbeit voraussetzen. Dabei ist die Miteinbeziehung des Menschen (Selbstbestimmung und Personenzentrierung) ebenfalls ausdrücklich vorgesehen (z. B. §§ 1 und 118 SGB IX).

Bei der Auftragsklärung muss den Menschen ausreichend Gehör geschenkt werden. An vielen Orten ist das bereits gängige Praxis. Zum Beispiel bei Entwicklungsgesprächen in der Schule, in der Rehabilitation oder bei der Bedarfsermittlung werden sowohl die ICF als gemeinsame Sprache als auch eine interdisziplinäre Zusammenarbeit erfolgreich praktiziert. Der Mensch mit ASS (oder/und seine Sorgeberechtigten bzw. Betreuer:innen) soll dabei gefragt werden, was aus seiner Sicht problematisch und „das Problem" ist. Er sollte gefragt werden, was sich ändern soll und was auch nicht. Und was aus seiner Sicht dann im Alltag für ihn anders sein wird und anders sein soll. Bei einem solchen offenen Befragen werden die relevanten Inhalte und Themen meist schnell und deutlich genug benannt und in ihrer Tragweite deutlich (Situationsbeschreibung). Interdisziplinäre Teams sollten sich immer auf das Vorgehen (Moderation, zeitliches und inhaltliches Vorgehen, Dokumentation) geeinigt haben und die Personenzentrierung mit dem oder den Menschen gewähren. Die zusammengeführten Inhalte müssen strukturiert und interpretiert werden, bevor dann ein gemeinsamer Lösungsweg gesucht wird. Das weitere Vorgehen wird dann fest abgestimmt mit der entsprechenden Festlegung, wer was bis wann zu machen hat. Zudem sollte dabei schon der Zeitpunkt einer Überprüfung der abgestimmten Ziele (Auswertung des Unterstützungskonzeptes) festgelegt werden (WHO 2001, WHO 2007, Seidel & Simon 2014).

Aus dem vorangegangenen Abschnitt ist abzuleiten, dass die ICF zur Beschreibung der relevanten Inhalte in unterschiedlichen Kontexten als gemeinsame Sprache hilfreich eingesetzt und praktiziert sowie als Organisations- und Kommunikationshilfe im interdisziplinären Team genutzt werden kann, um komplexe Inhalte und Geschehen zu strukturieren und zu gewichten.

Im Rahmen solcher Abstimmungen, zum Beispiel bei „Runden Tischen", egal ob im Kindergarten, der Schule, im Jugendamt, im Sozialamt oder im Krankenhaus, müssen sich die beteiligten Fachkräfte gemeinsam mit dem Menschen (und ggf. der Sorgeberechtigten bzw. seinen Betreuer:innen) zusammen beraten. Dies erscheint auf den ersten Blick „aufwendiger" als das bisherige Vorgehen und verlangt gemeinsames Lernen. Das neue Vorgehen bedeutet auch nicht, dass personelle Ressourcen unökonomisch genutzt oder gar „verschwendet" werden (müssen) durch zu viele, schlecht organisierte und „überflüssige" Sitzungen und Konferenzen. Die neuen technischen Entwicklungen machen es möglich, dass eine Zusammenkunft zu einer gemeinsamen Zeit bedarfsweise auch unter Nutzung der neuen Medien erfolgen kann (z. B. Videotelefonkonferenz, Webkonferenz). Eine ICF-orientierte Bedarfsermittlung muss als kooperativer Prozess gestaltet werden, bei dem alle fachlichen Anforderungen nachvollziehbar sind und professionell Berücksichtigung finden (Seidel 2015, Schaumberg & Seidel 2017 (1)).

Für die meisten beteiligten Fachleute ist eine solche interdisziplinäre Zusammenarbeit sowie der Einsatz von technischen Hilfsmitteln neu, und deshalb sowohl fachlich als auch persönlich eine Herausforderung. Diese Herausforderung anzunehmen und zu bewältigen ist bedeutsam, da ansonsten von einer Barriere für Menschen mit ASS gesprochen werden muss. Hilfreich können hier Kooperationen und Absprachen im Sozialraum sein, z. B. örtliche Arbeitskreise, gemeinsame Workshops oder gemeinsame Fortbildungen der unterschiedlichen Fachkräfte. Auch die bislang bereits bewährte Kooperation mit den Leistungserbringern sollte durch Optimierung der Kommunikationswege und Förderung der Zusammenarbeit fortbestehen und gestärkt werden (Seidel & Simon 2014, Mukaino et al. 2020).

Ein differenziertes Diagnostik-, Beratungs- und Versorgungskonzept bedarf einer interdisziplinären Abstimmung. Denn bei Menschen mit ASS sind oft viele Fachkräfte aus unterschiedlichen Institutionen und Professionen an der Beratung und Versorgung beteiligt. Ein ICF-orientiertes Arbeiten ersetzt selbstverständlich eine fachspezifische Diagnostik nicht, sie kann nur den Blick erweitern und die Sichtweisen der unterschiedlichen Fachleute zusammenführen. Die gemeinsame Nutzung der ICF setzt eine Zusammenarbeit voraus, und zwar von Vertreter:innen verschiedener Disziplinen, den Menschen mit ASS und deren Angehörigen. Die beteiligten Fachkräfte müssen bereit sein für den interdisziplinären Austausch und sollten im Abstimmungsprozess gleichberechtigt und hierarchiefrei miteinander sprechen und arbeiten. ICF-orientiertes Arbeiten kann dabei die Miteinbeziehung der Menschen mit ASS (und deren Angehörige) in den Diagnostikprozess sowie bei der partizipativen Ziel- und Maßnahmengestaltung deutlich erleichtern (Vargus-Adams et al. 2014, Seidel & Simon 2015).

Die Anwendung eines Rahmenkonzeptes mit der ICF kann die Entwicklung von Förder- und Therapiezielen, die Durchführung von Interventionen sowie das Erfassen von Behandlungsergebnissen und die Überprüfung von Therapiezielen anhand formulierter Kriterien verbessern (Vargus-Adams et al. 2014).

Merke

- Die ICF stellt eine gemeinsame, universelle und international einheitliche Sprache dar. Damit kann die Kommunikation aller Beteiligten verbessert werden.
- Ein differenziertes Diagnostik-, Beratungs-, Unterstützungs- und Therapiekonzept bedarf in der Praxis meist einer interdisziplinären Abstimmung, damit den Bedürfnissen der Menschen entsprochen werden kann.
- Die ICF kann dazu beitragen, dass die interdisziplinäre Zusammenarbeit und Arbeitsprozesse weiter verbessert werden können.
- Dies erfordert eine neue Kultur der Zusammenarbeit, bei der vertrauensvoll und „auf Augenhöhe“ zusammengearbeitet wird.

6 Personenzentrierung und Partizipation: Selbst- und Mitbestimmen und Teilhaben

> „Die Lebensführung von Personen vollzieht sich nicht im luftleeren Raum, sondern innerhalb von konkreten sozialen Bezügen, die Möglichkeiten der Lebensführung prägen“ (Wansing 2017, S. 23).

Gesellschaftliche Bedingungen bieten Gestaltungsfreiräume, können Chancen eröffnen, diese gleichwohl aber auch behindern oder verweigern. Der Grundsatz der UN-Konvention für Menschen mit Behinderung (UN-BRK), lautet: *Inklusion*. Dieses Grundprinzip zielt normativ auf gleiche und freie Möglichkeiten der Lebensgestaltung ohne Stigmatisierung sowie Diskriminierung aufgrund einer Beeinträchtigung ab. Soziale Inklusion und Autonomie von Menschen sind als Grundsätze eng miteinander verwoben (Wansing 2017). Dies spiegelt sich ebenso im Leitgedanken der UN-BRK wider: „*Nichts über uns, ohne uns*!“ (UN-BRK). Durch diesen Leitgedanken rücken Partizipation, Selbst- und Mitbestimmung in einen zurecht stärkeren Fokus der Politik, Gesellschaft und gesetzlicher Regelungen. Die Bundesregierung war und ist durch die Forderungen der UN-BRK dazu angehalten *Partizipation, Inklusion, Personenzentrierung, Transparenz und Chancengleichheit* umzusetzen und ihr bestehendes Recht weiterzuentwickeln. Dieser Paradigmenwechsel setzt eine Umstrukturierung des Leistungsrechtes, ein Umdenken der Leistungsträger sowie der Leistungserbringer voraus.

Die politische Debatte um die Eingliederungshilfereform, durch die Arbeits- und Sozialministerkonferenz (Behörde für Soziales, Familie, Gesundheit und Verbraucherschutz 2008), brachte den Begriff der *Personenzentrierung* im politischen Diskurs hervor. Die überwiegend einrichtungszentrierten Hilfen sollen in personenzentrierte Unterstützungsleistungen übergehen. Hiermit soll eine verstärkte Berücksichtigung der individuellen Bedarfe sowie des Selbstbestimmungsrechtes sichergestellt werden. Zudem sollten ein durchlässiges sowie flexibles Hilfesystem etabliert und Beschäftigungsalternativen zur Werkstatt für behinderte Menschen (WfbM) entstehen (Behörde für Soziales, Familie, Gesundheit und Verbraucherschutz 2008). Das Ergebnis dieser Vorstellungen und Ziele finden wir nun formuliert in dem BTHG, welches als modernes Teilhaberecht seit dem 01.01.2017 stufenweise in Kraft getreten ist. Die Eingliederungshilfe wurde dabei am 01.01.2020 aus dem „Fürsorgesystem" des SGB XII herausgelöst und in das SGB IX transferiert, wo die Unterstützungen als Fachleistungen anstelle von existenzsichernden Leistungen gesehen werden. Hiermit wird einem gewandelten Rollenverständnis von Menschen mit Beeinträchtigungen Rechnung getragen. Es soll nicht mehr *über* die Menschen mit Beeinträchtigungen, sondern *mit* ihnen gemeinsam beraten und gehandelt werden, welche Bedarfe und wie die Ausgestaltungen der Unterstützungsleistungen aussehen können und sollen – mit dem Ziel, die individuelle Lebensplanung und Selbstbestimmung zu stärken (BMAS 2020). Auf diesem Weg soll ebenso die volle, wirksame und gleichberechtigte Teilhabe von Menschen mit Beeinträchtigungen sichergestellt werden. Doch was bedeutet dies genau?

Mitentscheiden. Beteiligt sein. Mitarbeiten. Dazugehören. Anteil nehmen. Dabeisein. Teil sein. Mitmachen. Entscheiden.

Wenn wir unterschiedliche Menschen mit ASS fragen, was für sie Teilhabe bedeutet, bekommen wir mit ziemlicher Sicherheit jedes Mal eine andere Antwort. Dies heißt nicht, dass die eine oder die andere Antwort richtig oder falsch ist. Jede Person ist tagtäglich durch ihre Handlungen in soziale Bezugsysteme eingebunden. Erfahrungen einer aktiven Gestaltung von sozialen Situationen sowie die Anerkennung der eigenen Person in der Peer-Gruppe, in der Familie, am Arbeitsplatz oder in der Schulklasse tragen maßgeblich zu einem positiven Lebensgefühl und zu Gesundheit und dem persönlichen Wohlbefinden bei (Deutsche Vereinigung für Rehabilitation DVfR & Deutsche Gesellschaft für Rehabilitationswissenschaften DGRW 2012). Das SGB IX legt als „übergeordnetes" Ziel für alle anderen Sozialgesetzbücher fest, dass die Förderung von Selbstbestimmung und voller, wirksamer sowie gleichberechtigter Teilhabe von Menschen mit Behinderung im Vordergrund steht. Daraus ergibt sich unter anderem ein Rechtsanspruch auf Leistungen zur Teilhabe am Arbeitsleben, in der Gemeinschaft oder zur Rehabilitation. Verschiedene Aussagen zum Leitgedanken der Teilhabe und der Ziele spiegeln sich in mehreren Paragraphen des SGB IX wider:

- **§ 1 Selbstbestimmung und Teilhabe am Leben in der Gesellschaft:** Menschen mit Behinderungen oder von Behinderung bedrohte Menschen erhalten Leistungen nach diesem Buch und den für die Rehabilitationsträger geltenden Leistungsgesetzen, um ihre Selbstbestimmung und ihre volle, wirksame und gleichberechtigte Teilhabe am Leben in der Gesellschaft zu fördern, Benachteiligungen zu vermeiden oder ihnen entgegenzuwirken. Dabei wird den besonderen Bedürfnissen von Frauen und Kindern mit Behinderungen und von Behinderung bedrohter Frauen und Kinder sowie Menschen mit seelischen Behinderungen oder von einer solchen Behinderung bedrohter Menschen Rechnung getragen.

- **§ 2 Begriffsbestimmungen:** (1) Menschen mit Behinderungen sind Menschen, die körperliche, seelische, geistige oder Sinnesbeeinträchtigungen haben, die sie in Wechselwirkung mit einstellungs- und umweltbedingten Barrieren an der gleichberechtigten Teilhabe an der Gesellschaft mit hoher Wahrscheinlichkeit länger als sechs Monate hindern können. Eine Beeinträchtigung nach Satz 1 liegt vor, wenn der Körper- und Gesundheitszustand von dem für das Lebensalter typischen Zustand abweicht. Menschen sind von Behinderung bedroht, wenn eine Beeinträchtigung nach Satz 1 zu erwarten ist.

- **§ 4 Leistungen zur Teilhabe:** (1) Die Leistungen zur Teilhabe umfassen die notwendigen Sozialleistungen, um unabhängig von der Ursache der Behinderung
  1. die Behinderung abzuwenden, zu beseitigen, zu mindern, ihre Verschlimmerung zu verhüten oder ihre Folgen zu mildern,
  2. Einschränkungen der Erwerbsfähigkeit oder Pflegebedürftigkeit zu vermeiden, zu überwinden, zu mindern oder eine Verschlimmerung zu verhüten sowie den vorzeitigen Bezug anderer Sozialleistungen zu vermeiden oder laufende Sozialleistungen zu mindern,
  3. die Teilhabe am Arbeitsleben entsprechend den Neigungen und Fähigkeiten dauerhaft zu sichern oder
  4. die persönliche Entwicklung ganzheitlich zu fördern und die Teilhabe am Leben in der Gesellschaft sowie eine möglichst selbstständige und selbstbestimmte Lebensführung zu ermöglichen oder zu erleichtern.

- **§ 8 Wunsch- und Wahlrecht der Leistungsberechtigten:** (1) Bei der Entscheidung über die Leistungen und bei der Ausführung der Leistungen zur Teilhabe wird berechtigten Wünschen der Leistungsberechtigten entsprochen. Dabei wird auch auf die persönliche Lebenssituation, das Alter, das Geschlecht, die Familie sowie die religiösen und weltanschaulichen Bedürfnisse der Leistungsberechtigten Rücksicht genommen; im Übrigen gilt § 33 des Ersten Buches. Den besonderen Bedürfnissen von Müttern und Vätern mit Behinderungen bei der Erfüllung ihres Erziehungsauftrages sowie den besonderen Bedürfnissen von Kindern mit Behinderungen wird Rechnung getragen.

- **§ 29 SGB IX Persönliches Budget:** (1) Satz 1: Auf Antrag der Leistungsberechtigten werden Leistungen zur Teilhabe durch die Leistungsform eines Persönlichen Budgets ausgeführt, um den Leistungsberechtigten in eigener Verantwortung ein möglichst selbstbestimmtes Leben zu ermöglichen.

Der neue Behinderungsbegriff im § 2 SGB IX (in der neuen Fassung seit dem 01.01.2018) und damit auch das Verständnis für Teilhabe und Teilhabebeeinträchtigung wird mit der Kenntnis der Inhalte der UN-BRK sowie der ICF verständlich. Durch die UN-BRK ist Teilhabe zum zentralen Thema der Politik geworden.

> „*Teilhabe* ist dann gegeben, wenn eine Person sozial eingebunden ist, d. h. wenn individuelle und umweltbezogene Faktoren es ermöglichen, dass die Person die sozialen Rollen, die ihr wichtig und ihrer Lebenssituation angemessen sind (z. B. in der Familie, im Beruf, in der sozialen, religiösen und politischen Gemeinschaft), auch einnehmen und zu ihrer Zufriedenheit ausfüllen kann. Teilhabe basiert also auf individuumsbezogenen Voraussetzungen (z. B. Fähigkeiten) und gesellschaftlichen Voraussetzungen (z. B. Arbeitsbedingungen)" (DVfR & DGRW 2012, S. 2).

Bei der Bedarfsermittlung in der Eingliederungshilfe wird das Konzept der Teilhabe auf die neun Lebensbereiche der ICF bezogen. Im § 118 SGB IX wird ausgeführt:

> „Die Ermittlung des individuellen Bedarfes des Leistungsberechtigten muss durch ein Instrument erfolgen, das sich an der Internationalen Klassifikation der Funktionsfähigkeit, Behinderung und Gesundheit orientiert. Das Instrument hat die Beschreibung einer nicht nur vorübergehenden Beeinträchtigung der Aktivität und Teilhabe in den folgenden Lebensbereichen vorzusehen:
> 1. Lernen und Wissensanwendung
> 2. Allgemeine Aufgaben und Anforderungen
> 3. Kommunikation
> 4. Mobilität
> 5. Selbstversorgung
> 6. Häusliches Leben
> 7. Interpersonelle Interaktionen und Beziehungen
> 8. Bedeutende Lebensbereiche
> 9. Gemeinschafts, soziales und staatsbürgerliches Leben"

Die WHO definiert als Aktivität „die Durchführung einer Aufgabe oder Handlung durch einen Menschen" und Teilhabe als *„das Einbezogensein in* *eine Lebenssituation*". Das Konzept der Lebensbereiche umfasst facettenreiche und unterschiedliche Aspekte, wie beispielweise den Einbezug in das gemeinschaftliche Leben (Vereine, Hobbys, Sport etc.), die Fähigkeit, kommunizieren zu können und mit anderen Menschen in Kontakt zu treten, sich fortbewegen oder auch sich selbst versorgen zu können.

Wenn wir *Sabrina* fragen würden, wie sie ihre Teilhabe oder das Einbezogensein in eine Lebenssituation beschreibt, würde sie uns vielleicht antworten:
„Mag Schule, spielen mit Mickey, Disneyfilme." (Anmerkung: Mickey ist der Hund zu Hause)
„Mehr Spaß mit Jaqueline." (Anmerkung: Jaqueline ist ihre Freundin aus der Schule)
Um diese Beschreibung nun in die ICF „zu übersetzen", sehen wir uns die neun Lebensbereiche genauer an. So könnte anhand ihrer Aussage beschrieben werden:

d3	Kommunikation
d335	Nonverbales Kommunizieren (mit Jaqueline)
d350	Sabrina und Jaqueline sprechen gerne miteinander
d4	Mobilität
d450	Spazierengehen mit Mickey
d7	Interpersonelle Interaktionen und Beziehungen
d750	Freundschaftliche Beziehung zu Jaqueline aufrechterhalten
d8	Bedeutende Lebensbereiche
d820	Sabrina geht gerne in die Schule
d9	Gemeinschafts, soziales und staatsbürgerliches Leben
d920	Spielen mit Jaqueline und Mickey in der Freizeit
d920	Disneyfilme schauen

Im Bereich der Eingliederungshilfe ist ein Gesamtplanverfahren durchzuführen, welches Teilhabebeeinträchtigungen auf der Grundlage dieser Lebensbereiche ermittelt. Wenn ein Mensch Probleme beim Ausführen der Aktivitäten oder beim Einbezogensein in diesen Lebensbereichen hat, dann ist seine Teilhabe eingeschränkt.

Das neue und offenere Verständnis für Behinderung (§ 2 SGB IX. n. F.) bringt es mit sich, dass eine Diagnose (wie ASS) allein nicht mehr ausreicht, um Behinderung zu begründen. Fortan muss eine (oder mehrere) Teilhabebeeinträchtigung(-en) (in den neun Lebensbereichen) dargestellt werden, auf dessen Grundlage und Zusammenspiel mit den Kontextfaktoren eine Unterstützungsleistung gewährt werden kann. Bei Menschen mit ASS ist aufgrund der Definition der Diagnose (nach den Klassifikationskriterien in der ICD oder dem DSM) eine Behinderung anzunehmen, da qualitative (und relevante) Beeinträchtigungen in der Kommunikation (Kapitel 3 in der ICF) und sozialen Interaktion (Kapitel 7 in der ICF) zur Definition des Störungsbildes gehören. Selbstverständlich ist dies individuell zu überprüfen.

Dargestellt werden Teilhabebeeinträchtigungen in einem sogenannten Bedarfsermittlungsverfahren, welches mit den Menschen zusammen ausgefüllt, diskutiert und verhandelt wird. Dabei bleibt der Mensch, um den es geht, stets Expert:in für sein Leben. Vor diesem Hintergrund bedeutet personenzentrierte Teilhabeplanung, dass jeder Mensch wählen kann, wie und wo er leben möchte und wie er seine Freizeit gestalten will. Anzumerken an dieser Stelle ist, dass ab dem 01.01.2023 im § 99 SGB IX eine Neudefinition für den leistungsberechtigen Personenkreis erfolgen wird.

Der Preis für diesen Perspektivwechsel ist Veränderung, Neudenken und Umstrukturierung. Die Gewinne dieses Perspektivwechsels sind Selbstbestimmung und Partizipation (anstatt Fremdbestimmung), Chancengleichheit, Möglichkeiten zur Potenzialentfaltung für Menschen mit ASS und Transparenz sowohl für die Menschen, um die es geht, als auch für Kostenträger und Leistungserbringer, effizientere Strukturen und ein gemeinsames Verständnis.

Merke

- Leitgedanken der UN-BRK: Inklusion und „Nichts über uns, ohne uns!“
- Das BTHG ist auf Grundlage der UN-BRK als modernes Teilhaberecht zu sehen, mit Fokus auf: Personenzentrierung und Partizipation.
- Paradigmenwechsel: von einrichtungszentrierten hin zu personenzentrierten Unterstützungsleistungen, jeder Mensch mit ASS ist Experte über sein Leben.
- Durch Herauslösung der Eingliederungshilfe aus dem SGB XII: Trennung von Fachleistungen und existenzsichernden Leistungen im SGB IX.
- Teilhabe beschreibt laut ICF und BTHG das Konzept der neun Lebensbereiche.
- Mittels Bedarfsermittlungsverfahren werden in der Eingliederungshilfe Teilhabebeeinträchtigungen in den neun Lebensbereichen dargestellt.

7 Von der UN-Behindertenrechtskonvention zum Bundesteilhabegesetz

Das Übereinkommen der Vereinten Nationen (UN) über die Rechte von Menschen mit Behinderung wird meist als UN-Behindertenrechtskonvention (UN-BRK) bezeichnet. Nach vierjähriger Verhandlungszeit hat die Generalversammlung der UN den Text des Übereinkommens und des dazugehörigen Fakultativprotokolls am 13. Dezember 2006 angenommen. Deutschland hat das UN-Übereinkommen und das Fakultativprotokoll als einer der ersten Staaten am 30. März 2007 unterzeichnet und am 24. Februar 2009 mit Hinterlegung der Ratifikationsurkunde in New York ratifiziert. Das Vertragswerk ist für alle Mitgliedsstaaten, die diese ratifiziert haben, völkerrechtlich wirksam und in Deutschland seit dem 26. März 2009 gültig. Durch die Ratifizierung erlangte die UN-BRK als völkerrechtlicher Vertrag den Rang eines Bundesgesetzes. Hieraus leiten sich zwei unterschiedliche rechtliche Folgen ab. Einerseits dient die UN-BRK als Auslegungshilfe, anderseits kann sie ausnahmsweise unmittelbar anzuwendende Rechtsansprüche enthalten (UN-BRK 2008).

Die UN-BRK stellt einen wichtigen Schritt zur Stärkung der Rechte von weltweit rund 650 Millionen Menschen mit Behinderung dar und konkretisiert die allgemeinen Menschenrechte aus der Perspektive der Menschen und vor dem Hintergrund ihrer spezifischen Lebenslagen. Somit schafft das Übereinkommen *keine Sonderrechte für Menschen mit Behinderung, sondern* beschreibt und spezifiziert *die universellen Menschenrechte* aus der Perspektive der Menschen mit Behinderung. Die UN-BRK würdigt dabei Behinderung als Teil der Vielfalt menschlichen Lebens (Diversity) und überwindet damit das noch in vielen Ländern nicht mehr zeitgemäße Prinzip der Fürsorge. Im Einzelnen konkretisiert das Übereinkommen z. B. das Recht auf Zugang zu Bildung, das Recht auf Zugang zur Arbeitswelt oder das Recht auf Teilhabe am kulturellen Leben. Dabei gilt das Prinzip der Personenzentrierung und Partizipation mit dem Motto: Nichts über uns – ohne uns. Das bedeutet: Es soll nichts über Menschen mit Behinderung entschieden werden, sondern Menschen mit Behinderung sind in alle sie betreffenden Prozesse miteinzubeziehen, so wie alle anderen Menschen auch.

Die Bundesregierung hat zur konkreten Umsetzung der UN-Behindertenrechtskonvention einen Nationalen Aktionsplan (NAP) erarbeitet, dieser wird fortlaufend weiterentwickelt. Der erste Nationale Aktionsplan (NAP 1.0) der Bundesregierung zur Umsetzung der UN-BRK wurde 2011 vom Bundeskabinett verabschiedet, der NAP 2.0 trat 2016 in Kraft. Der NAP soll weiter dazu beitragen, dass Inklusion als in allen Lebensbereichen zu berücksichtigendes Prinzip Einzug hält. Bei der Ausarbeitung des Nationalen Aktionsplans hat die Bundesregierung großen Wert darauf gelegt, die Zivilgesellschaft – insbesondere die Menschen mit Behinderung – einzubeziehen und ihre Ideen, Vorschläge und Visionen für Maßnahmen aufzugreifen.

Die UN-BRK gab wichtige Impulse für die Überlegungen zu dem BTHG. Mit dem BTHG wurde das deutsche Recht in Bezug auf die UN-BRK weiterentwickelt. Das Gesetz zur Stärkung der Teilhabe und Selbstbestimmung von Menschen mit Behinderungen („Bundesteilhabegesetz oder BTHG") wurde am 23.12.2016 verabschiedet und trat mit der ersten Reformstufe am 01.01.2017 in Kraft. Das BTHG ist also ein umfassendes Gesetzespaket, das für Menschen mit Behinderungen viele Verbesserungen vorsieht. Mit dem BTHG werden mehr Möglichkeiten der Teilhabe und mehr Selbstbestimmung für Menschen mit Behinderungen geschaffen (UN-BRK 2008, BMAS 2020).

Im § 1 SGB IX heißt es:

> „*Selbstbestimmung und Teilhabe am Leben in der Gesellschaft*
> Menschen mit Behinderungen oder von Behinderung bedrohte Menschen erhalten Leistungen nach diesem Buch und den für die Rehabilitationsträger geltenden Leistungsgesetzen, um ihre Selbstbestimmung und ihre volle, wirksame und gleichberechtigte Teilhabe am Leben in der Gesellschaft zu fördern, Benachteiligungen zu vermeiden oder ihnen entgegenzuwirken. Dabei wird den besonderen Bedürfnissen von Frauen und Kindern mit Behinderungen und von Behinderung bedrohter Frauen und Kinder sowie Menschen mit seelischen Behinderungen oder von einer solchen Behinderung bedrohter Menschen Rechnung getragen."

Alles folgt dem Ziel, die UN-BRK in Deutschland weiter mit Leben zu füllen. Die Umsetzung der UN-BRK hat auch Auswirkungen auf andere Bereiche der Politik für Menschen mit Behinderung. Um Teilhabe und Selbstbestimmung von Menschen mit Behinderungen noch weiter zu stärken, hat die Bundesregierung neben der Erarbeitung eines BTHG weitere Aktivitäten ergriffen, z. B. die Novellierung des Behindertengleichstellungsgesetzes des Bundes (BGG) (BMAS 2016).

Der dritte Teilhabebericht der Bundesregierung über die Lebenslagen von Menschen mit Beeinträchtigungen (Teilhabe – Beeinträchtigung – Behinderung) beschreibt auch aktuelle Ergebnisse aus einer Repräsentativbefragung zur Teilhabe von Menschen mit Behinderungen. Diese Befragung liefert für

Deutschland repräsentative Daten nach dem international anerkannten bio-psycho-sozialen Konzept der ICF zur Messung von Teilhabebarrieren im Wechselspiel zwischen Individuum und Umwelt (BMAS 2021).

Merke

- Die UN-BRK würdigt Behinderung als Teil der Vielfalt menschlichen Lebens (Diversity) und überwindet damit das noch in vielen Ländern nicht mehr zeitgemäße Prinzip der Fürsorge.
- Die UN-BRK schafft keine Sonderrechte für Menschen mit Behinderung, sondern beschreibt und spezifiziert die universellen Menschenrechte aus der Perspektive der Menschen mit Behinderung.
- Mit den Inhalten aus dem BTHG sollen wesentliche Inhalte aus der UN-BRK in Deutschland umgesetzt werden.
- Die ICF ist ein geeignetes Instrument für die Umsetzung internationaler Aufträge bezüglich der erklärten Menschenrechte.

II Spezielles

8 Von der ICF zur Bedarfsermittlung

Zunächst ist es von Bedeutung, die Leitgedanken der UN-BRK verinnerlicht zu haben, um die ICF und das bio-psycho-soziale Modell sowie den neuen Behinderungsbegriff (§ 2 SGB IX) in seiner Gänze verstehen zu können. Wie an anderer Stelle (siehe S. 18) deutlich geworden, bezieht sich der neue Behinderungsbegriff nicht auf ein einfaches Ursache- und Wirkungsdenken, sondern erfordert ein zirkuläres Denken mit Wechselwirkungen zwischen den verschiedenen Komponenten sowie einstellungs- und umweltbedingten Förderfaktoren sowie Barrieren. Indes reicht eine Diagnose den Leistungsträgern nicht mehr aus, um Leistungen zu gewähren. Ein oder mehrere Teilhabebeeinträchtigungen mit dazugehörigen Wechselwirkungen müssen im Rahmen eines Bedarfsermittlungsverfahrens dargestellt werden, um spezifische Unterstützungen zur vollen, wirksamen und gleichberechtigten Teilhabe am Leben zu erhalten. An dieser Stelle sei darauf hingewiesen, dass eine Neuregelung im § 99 SGB IX zum 01.01.2023 vorsieht, den Personenkreis für die Eingliederungshilfe (Neudefinition einer sog. „wesentlichen Behinderung") zu beschreiben. Eine Herausforderung ist es nun, die gesetzlichen Regelungen, die Hintergründe und den Einbezug der ICF so zu verknüpfen, dass diese auf der praktischen Ebene angemessen umgesetzt werden können. Ein Vorschlag (oder Impulse), wie dies funktionieren kann, liefert vorliegendes Buch.

Die ICF findet in verschiedenen Settings bisher einen mehr oder weniger intensiven Gebrauch. In der (medizinischen) Rehabilitation wird sie seit Jahren als Grundlage für die Bedarfsfeststellung verwandt und kann so gezielt eingesetzt werden, um Rehabilitationsprozesse systematisch und qualitativ zu steuern. Im Setting von Sozialpädiatrischen Zentren (SPZ) existieren bundesweite Aktivitäten zur verstärkten Implementierung der ICF im Bereich der Bedarfsfeststellung und Qualitätssicherung. Ebenfalls gibt es in der Frühförderung altersspezifische Checklisten für die Bedarfsermittlung. Dies sind nur zwei Beispiele dafür, inwieweit die ICF bereits Verwendung in Deutschland findet. Durch den aktuellen Paradigmenwechsel in der Sozialgesetzgebung (BTHG) wird die Verwendung der ICF weiter vorangetrieben. Im Folgenden werden die Beweggründe und die Neuausrichtung des SGB IX genauer skizziert.

Exkurs: Bedarfsermittlung und rechtliche Verknüpfung im SGB IX

Das SGB IX wurde zu einem modernen Teilhaberecht umgestaltet und weiterentwickelt. Der Gesetzgeber legt einen besonderen Fokus auf *Personenzentrierung und eine aktive Teilhabe der Menschen mit Beeinträchtigungen am Bedarfsermittlungsverfahren*. Die Neuausgestaltung des Rehabilitations- und Teilhaberechtes erfordert, stets unter Maßgabe der Personenzentrierung, Bedarfe zu ermitteln und festzustellen. In diesem Prozess soll ebenso die trägerübergreifende Zusammenarbeit optimiert werden. Die Rolle und Beteiligung des antragstellenden Menschen wird mit den Regelungen zum Gesamtplanverfahren immens gestärkt und dem Grundsatz – *jeder Mensch ist Experte für sein eigenes Leben* – Rechnung getragen. Unter anderem wird in den Regelungen zu dem Gesamtplanverfahren (§ 117 SGB IX) festgelegt, dass die Beteiligung der Leistungsberechtigten in allen Verfahrensschritten beginnend mit der Beratung (Abs. 1, Nr. 1), sicherzustellen ist. Weiter heißt es, dass die Wünsche der leistungsberechtigten Personen zu Ziel und Art der Leistungen dokumentiert und folgende Kriterien beachtet werden:

- Transparent
- Trägerübergreifend
- Interdisziplinär
- Konsensorientiert
- Individuell
- Lebensweltbezogen
- Sozialraumorientiert und zielorientiert

Rehabilitationsleistungen haben zum Ziel, Selbstbestimmung und ihre volle, wirksame und gleichberechtigte Teilhabe am Leben in der Gesellschaft zu fördern, Benachteiligungen zu vermeiden oder diesen entgegenzuwirken (§ 1 SGB IX). Um dieses Ziel zu erreichen, ist es erforderlich, den Bedarf an Rehabilitationsleistungen zu ermitteln, den ein Mensch mit Beeinträchtigung hat. Die Instrumente zur Ermittlung des Rehabilitationsbedarfs, nach § 13 SGB IX, dienen der einheitlichen und überprüfbaren Ermittlung des individuellen Rehabilitationsbedarfs. Die Rehabilitationsträger verwenden systematische Arbeitsprozesse sowie standardisierte Arbeitsmittel (Bedarfsermittlungsinstrumente) nach den für sie geltenden Leistungsgesetzen. Durch diese Verfahren soll sichergestellt werden, dass eine individuelle und funktionsbezogene Bedarfsermittlung erfolgt.

Das BTHG verlangt weiterhin eine ICF-orientierte Bedarfsermittlung (§ 118 SGB IX) im Gesamtplanverfahren der Eingliederungshilfe. Bei diesen Punkten ist es Voraussetzung, die Grundlagen der ICF mit einer personenzentrierten Arbeitsweise zu verknüpfen und Menschen vor ihrem gesamten Lebenshintergrund zu betrachten. Dazu gehören unter anderem der Einbezug des bio-psycho-sozialen Modells und entsprechender Wirkungszusammenhänge sowie die tiefgehende Betrachtung der Lebensbereiche eines Menschen (die ICF-orientierte Bedarfsermittlung). Laut § 118 SGB IX wird die Einbeziehung der neun Lebensbereiche der ICF in einem Bedarfsermittlungsverfahren vorausgesetzt. Da der Gesetzgeber weiterhin festlegte, dass jedes Bundesland die autonome Ermächtigung besitzt, ein Verfahren zur Bedarfsermittlung zu erstellen, existieren deutschlandweit verschiedene Verfahren, die die ICF-orientierte Bedarfsermittlung in einer (leider) nicht einheitlichen Form und mit unterschiedlichen Herangehensweisen umsetzen. Laut § 13 SGB IX kann nur dann eine sinnvolle Aussage zum Rehabilitationsbedarf getroffen werden, wenn Bedarfsermittlungsverfahren beantworten können:

- ob eine Behinderung vorliegt oder einzutreten droht,
- welche Auswirkungen die Behinderung auf die Teilhabe der Leistungsberechtigten hat,
- welche Ziele mit den Leistungen zur Teilhabe erreicht werden sollen und
- welche Leistungen im Rahmen einer Prognose zur Erreichung der Ziele voraussichtlich erfolgreich sind.

Essenziell ist, dass diese Vorgaben auf eine klient:innenorientierte Art und Weise umgesetzt werden und zu einer *gelebten* Personenzentrierung führen. Das Bundesministerium für Arbeit und Soziales (BMAS) untersucht die Wirksamkeit eingesetzter Bedarfsermittlungsinstrumente und wird hierzu die Ergebnisse zeitnah veröffentlichen.

Bedarfsermittlungsverfahren und ICF-Orientierung

Bedarfsermittlungsverfahren sind standardisierte Instrumente zur Erfassung des individuellen Unterstützungsbedarfes. Anhand dieser Verfahren ist es möglich, den Unterstützungsbedarf einzelner Personen zu quantifizieren und die Unterstützungsleistungen herauszuarbeiten, die die Teilhabe sicherstellen sollen. Diese Instrumente sind ein transparenter Nachweis des Unterstützungsbedarfs für Antragsteller, Kostenträger und Leistungserbringer (sozialrechtliches Leistungsdreieck). Im Idealfall sind die Rehabilitationsträger so gut vernetzt, dass sie kooperieren und dieselben Dokumente nutzen können – auf diesem Wege kann Verwaltungs- und Organisationsaufwand möglichst effizient und zeitsparend gestaltet werden. Die Kommunikation zwischen Leistungsträgern und involvierten Organisationen – beispielsweise zwischen Sozial- und Gesundheitsamt – sollte nicht bürokratischer und zeitaufwendiger sein als vorher. So bieten Bedarfsermittlungsverfahren auf der formellen Organisationsebene die Chance, als einrichtungsübergreifendes Kommunikationsinstrument genutzt zu werden.

Weiterhin verlangt die ICF eine Berücksichtigung der Wechselwirkungen der Komponenten. Beispielsweise können personbezogene Faktoren (nicht in der ICF codiert – z. B. Geschlecht, Alter, Charaktereigenschaften einer Person) die Umweltfaktoren (materiell, sozial und einstellungsbezogen – z. B. Einstellung des Umfeldes) beeinflussen und auch umgekehrt. Die Tatsache, in einer eigenen Wohnung anstatt in einem stationären Setting zu leben, hat beispielsweise eine Wirkung auf den Lebensstil, den Unterstützungsbedarf sowie die eigene Einstellung. Die Anwendung der ICF alleine ist noch keine Teilhabeplanung. Sie kann auf Grundlage der ICF jedoch entwickelt werden. Teilhabeplanung sollte „weitergehen" – sie sollte beinhalten:

- Ziele von Nutzer:innen, die durch die Unterstützung erreicht werden sollen,
- eine Einschätzung erforderlicher Unterstützungen,
- die Festlegung des Vorgehens,
- eine Einschätzung von Fachleistungsstunden und Kosten sowie
- eine Evaluation.

Bisher implizierte Unterstützungsplanung häufig: Was kann ein Mensch nicht? So war die Planung der Unterstützung vorwiegend auf einen Ausgleich von Defiziten ausgelegt. Moderne Orientierungen richten sowohl ein Auge darauf, was einem Menschen zur vollen, wirksamen und gleichberechtigten Teilhabe fehlt, als auch darauf, welche Ressourcen er hat. In diesem Zusammenhang können Bedarfsermittlungsverfahren zur Strukturierung komplexer Sachverhalte genutzt werden. Dies erfordert gute Netzwerkarbeit, eine tragfähige Beziehung zu den Nutzer:innen und die Abstraktionsfähigkeit, „vom Ist-Zustand zum Soll-Zustand" zu denken.

Der ICF liegt das bio-psycho-soziale Modell zugrunde (siehe Kapitel 1), welches versucht, den Menschen und seinen aktuellen Gesundheitszustand „ganzheitlicher" abzubilden. Um das Modell kennenzulernen und anzuwenden, eignet sich die praktische Übung anhand von Praxisfällen (siehe ab S. 107). So kann beispielsweise eine Strukturierung nach den verschiedenen

Komponenten der ICF vorgenommen werden, um die Lebenssituation und den aktuellen Gesundheitszustand des Menschen sowie die Wechselwirkungen auf visuelle Weise darzustellen.

Beispielhaft finden Sie hier die Darstellung des aktuellen Gesundheitszustandes von *Sabrina* (ausführliches Fallbeispiel auf S. 144):

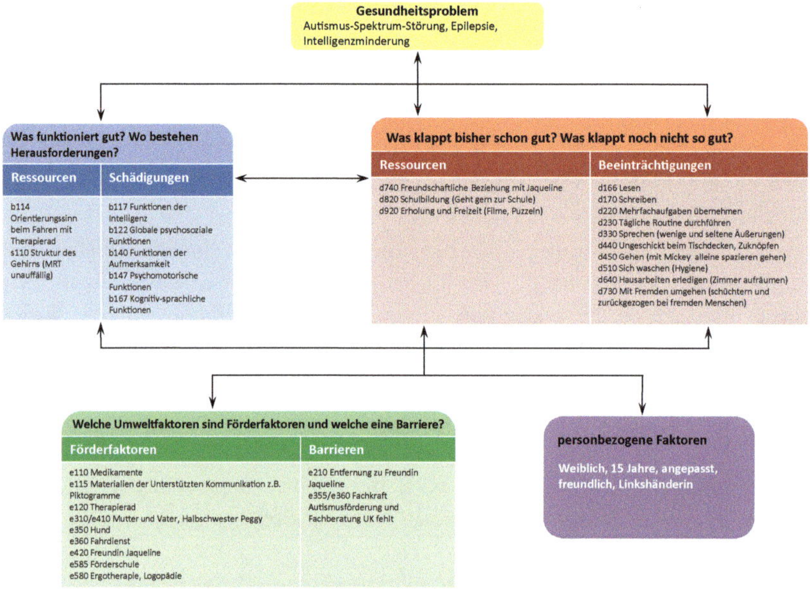

Praxisfälle können gut mit dem bio-psycho-sozialen Modell dargestellt werden, diese Darstellungsweise ist jedoch keine zwingende Vorgabe.

Bedarfsermittlung in der Eingliederungshilfe

Dadurch, dass jede Landesregierung dazu ermächtigt ist, ihr eigenes Bedarfsermittlungsverfahren zu entwerfen, gibt es in Deutschland verschiedene Instrumente, die sich in ihrer Herangehensweise teilweise unterscheiden. Gemeinsam sind ihnen die ICF-Orientierung und die damit verwendeten Begrifflichkeiten wie beispielsweise: Körperfunktionen und strukturen, Aktivitäten und Partizipation (Teilhabe), Umweltfaktoren, personbezogene Faktoren und Wechselwirkungen. Die ICF und die Definitionen der einzelnen Komponenten zu kennen, ist Voraussetzung, um mit dem jeweiligen Verfahren adäquat arbeiten zu können.

Exemplarisch lässt sich das Bedarfsermittlungsverfahren in Niedersachsen, der BENi-Plan, nennen, welches die neun Lebensbereiche betrachtet sowie dabei folgende Aspekte miteinbezieht: Wunsch und Veränderung im jeweiligen Lebensbereich, Fähigkeiten und Beeinträchtigungen, Wechselwirkungen, Förderfaktoren und Barrieren sowie weitere wichtige Hinweise des Menschen, welche möglicherweise außer Acht gelassen wurden (Niedersächsisches Landesamt für Soziales, Jugend und Familie 2018).

Ein weiteres Beispiel ist das Bedarfsermittlungsinstrument in Nordrhein-Westfalen (BEI_NRW). Dieses Instrument führt zunächst eine übergreifende Beschreibung der Lebensbereiche aus Sicht der Menschen an (klare „Ich-Form“) und im weiteren Verlauf wird die ergänzende Sicht (von der Fachkraft) für die jeweiligen Lebensbereiche dargestellt. Sowohl die eigene als auch die ergänzende Sichtweise werden mit folgenden Aspekten dargestellt: persönliche Ereignisse und Charaktereigenschaften, die wichtig zum Verständnis der Situation sind; was schon gelingt und was gelingen könnte; wer oder was schon jetzt eine Hilfestellung ist; was noch nicht so gut gelingt und der Wunsch nach Veränderung; welche Barrieren und fehlende Unterstützung im Lebensumfeld sind (Die Direktorin des Landschaftsverbandes Rheinland und der Direktor des Landschaftsverbandes Westfalen-Lippe 2019).

Der Integrierte Teilhabeplan (ITP, z. B. in Thüringen) bietet ebenfalls eine personenzentrierte Bedarfsermittlung, welche jedoch einer anderen Systematik folgt als die oben genannten Verfahren. Es werden ausgewählte Inhalte und Kodierungen aus der ICF ausgeführt und in Beziehung zu personbezogenen Ressourcen und Beeinträchtigungen der Person gesetzt. Zudem erfolgen Beschreibungen der übergreifenden persönlichen Situation, aktueller Probleme der Teilhabe aus verschiedenen Bereichen, der Unterstützung und Barrieren im Umfeld sowie der Unterstützung oder Beeinträchtigung von Beziehungen. Eine Zielfestlegung wird in den folgenden Bereichen angestrebt: übergreifende persönliche Ziele, Selbstversorgung/Wohnen, Arbeit und Beschäftigung/Tagesstruktur sowie Freizeit/persönliche Interessen und Teilhabe am gesellschaftlichen Leben (TMASGFF o. J.).

Die Ausgestaltung der ICF-orientierten Bedarfsermittlung wird durch die Vorgaben des jeweiligen Instrumentes sowie die Ausgestaltung durch die Anwenderinnen und Anwender bestimmt. An dieser Stelle ist es maßgeblich, allen neun Lebensbereichen Beachtung zu schenken, um herauszukristallisieren welche Lebensbereiche für den Menschen von Bedeutung sind und wo Handlungsbedarf besteht. Bedarfsermittlungsverfahren sind als Gesprächsleitfäden zu betrachten, die durch Visualisierungen des Prozesses unterstützt werden können.

ICF-orientierte Bedarfsermittlung, die Beachtung ethischer Leitlinien, Chancen und Herausforderungen

Die ethischen Leitlinien der WHO sollten bei der ICF-basierten Bedarfsermittlung beachtet werden. Hierzu gehört, dass die ICF nicht in entwürdigender und verletzender Weise für den Menschen mit Beeinträchtigung verwendet werden darf. Der Mensch muss mit seinem ihm innewohnenden Wert geschätzt und seine Autonomie respektiert werden. Einzelne Menschen dürfen nicht etikettiert und nur aufgrund von Kategorien von Beeinträchtigungen identifiziert werden („Schubladendenken"). Die Klassifizierung und ICF-orientierte Bedarfsermittlung darf nur mit dem Wissen und der Zustimmung der nachfragenden Person erfolgen. Ebenfalls sind die Belange des Datenschutzes zu gewährleisten. Dies sind nur einige prägnante Beispiele der Leitlinien, die die WHO zur Verwendung der ICF erstellt hat. Nähere Informationen zu der Verwendung der ICF, unter Beachtung der ethischen Leitlinien, finden sich im Anhang der ICF (kostenfrei erhältlich unter www.dimdi.de). Auf praktischer Ebene erfordert dies eine offene und transparente Kommunikation zwischen dem Leistungsträger und dem Menschen mit Beeinträchtigung (Schaumberg & Seidel 2018).

Um die Grundsätze der Personenzentrierung und Partizipation bei der ICF-orientierten Bedarfsermittlung sicherzustellen, ist eine barrierefreie Kommunikation notwendig. Die Träger sozialer Einrichtungen sind somit in der Position fachlich qualifizierte Fachkräfte bereitzustellen, um solch einen Bedarfsermittlungsprozess durchzuführen. Ebenso ist es möglich, dass für die Anwendung der Bedarfsermittlungsinstrumente unterstützende Materialien nötig sind (beispielsweise Piktogramme, Darstellungen in einfacher Sprache etc.). Wenn dies nicht gelingt, entstehen für den Menschen mit ASS (zusätzliche) einstellungs- und umweltbedingte Barrieren. Hiermit werden die veränderte Rollenanforderung sowie der Paradigmenwechsel nochmals deutlich. Eine transparente und barrierefreie Kommunikation muss sichergestellt werden. Der Mensch mit Beeinträchtigung muss so weit wie möglich dahingehend unterstützt werden, seine Wünsche und Bedürfnisse im Rahmen des Planungsprozesses zu äußern. Sofern dies aufgrund des Alters (z. B. bei jungen Kindern), kommunikativer oder intellektueller Beeinträchtigungen nicht möglich ist, unterstützen die Personensorgeberechtigten bzw. die gesetzlichen Betreuerinnen und Betreuer die antragstellende Person mit ASS.

Merke

- ICF-orientierte Bedarfsermittlung wird in verschiedenen Settings unterschiedlich intensiv umgesetzt, durch die Regelungen des SGB IX wird die Verwendung der ICF in diesem Bereich weiter vorangetrieben.
- Rolle und Beteiligung des antragstellenden Menschen werden in der Eingliederungshilfe durch Regelungen des Gesamtplanverfahrens immens gestärkt.
- Es existiert die Maßgabe des Gesetzgebers, dass sich Bedarfsermittlungsverfahren an der ICF zu orientieren haben (§ 118 SGB IX).
- Die ICF kann den aktuellen Gesundheitszustand beschreiben, ist jedoch kein Bedarfsermittlungsverfahren! Solch ein Instrument kann auf dieser Grundlage jedoch entwickelt werden. Beispiele hierfür sind: BENi-Plan, BEI-NRW, ITP.
- Einhalten der Grundsätze wie Personenzentrierung und Partizipation erfordern eine klare Haltung der Fachkräfte und Bereitschaft für kreative Lösungen.

9 Ergänzende unabhängige Teilhabeberatung (EUTB)

In der Ausgestaltung des BTHG wurde ebenso das Informations- und Beratungsangebot für Menschen mit Behinderungen verbessert. Die Rehabilitationsträger sind verpflichtet, die unterstützungssuchenden Menschen eingehend und an der konkreten Lebenssituation zu beraten. Die Beratungspflicht wird durch die sogenannte „Ergänzende unabhängige Teilhabeberatung" (EUTB) erweitert. Hier tritt der Begriff des „Peer Counseling" in den Vordergrund. Peer Counseling umschreibt das Konzept einer kostenlosen und niedrigschwelligen Beratung durch Menschen mit Behinderungen (Umsetzungsbegleitung BTHG – Deutscher Verein für öffentliche und private Fürsorge e.V. o. J.). Rechtlich wurde die EUTB im § 32 SGB IX festgelegt und vom BMAS gefördert. Im § 32 Abs. 1 SGB IX ist festgehalten, dass die Beratung zur Stärkung der Selbstbestimmung von Menschen mit Behinderungen und von Behinderung bedrohter Menschen installiert wurde.

Durch die Implementierung des Angebots EUTB kann vor Antragstellung zu verschiedenen Leistungen und den Zuständigkeiten beraten werden. Das Motto der EUTB lautet „Eine für alle" – die Grundprinzipien dieses Settings sind unabhängige Beratung auf „Augenhöhe", Selbstbestimmung, Individualität und Unabhängigkeit. Unabhängigkeit beschreibt die Ungebundenheit der Beratung von Kostenträgern oder Leistungserbringern, so wird verhindert, dass Wettbewerbsvorteile einzelner Leistungsanbieter gezielt eingesetzt werden. Die Beratung wird mit dem Tonus „ergänzend" beschrieben, da der Gesetzgeber ebenfalls eine Beratungs- und Informationspflicht gegenüber der antragstellenden Person hat. Durch dieses komplementäre Angebot kann spezifischer auf die Bedürfnisse des einzelnen Menschen eingegangen werden. Eine EUTB verfolgt das Ziel, Menschen zu unterstützen, damit sie selbstbestimmt Entscheidungen treffen können. Dies geschieht nach individuellen Bedürfnissen, unabhängig von Trägern oder Leistungserbringern und ergänzend zur Beratung durch andere Stellen. Es werden Menschen mit und ohne Behinderung sowie Angehörige beraten. Zu finden sind die Beratungsstellen auf der Website der Fachstelle Teilhabeberatung. Das Angebot soll bewusst durch die Beratung von Personen mit gleichen oder ähnlichen Erfahrungen durchgeführt werden (Peer Counseling).

Fallbeispiel *Sabrina* – Mutter und Vater könnten beispielsweise folgende Internetseite aufrufen: https://www.teilhabeberatung.de/beratung/beratungsangebote-der-eutb. Auf dieser Internetseite kann der Wohnort angegeben werden; dann wird die nächste Beratungsstelle in Wohnortnähe angezeigt. Anschließend könnten die Eltern dort einen Termin zur Beratung vereinbaren.

Die Menschenrechte sind Grundstein der Arbeit einer EUTB. Insbesondere spielen die UN-BRK sowie Artikel 3 des Grundgesetzes – „Niemand darf wegen seiner Behinderung benachteiligt werden" – eine maßgebende Rolle. Mit diesem Hintergrund wird das Ziel verfolgt, eine individuelle und auf die Bedürfnisse des einzelnen Menschen angepasste Beratung zu entwerfen, um einen geeigneten Weg individueller Teilhabe zu gestalten (Fachstelle – Ergänzende unabhängige Teilhabeberatung, Gesellschaft für soziale Unternehmensberatung mbH o. J.).

Merke

- Das Informations- und Beratungsangebot für Antragsteller:innen wurde ausgestaltet.
- Zusätzlich zur Verpflichtung und zum Angebot des Rehabilitationsträgers wurde die EUTB installiert.
- Die EUTB ist als Angebot von Menschen mit Behinderung für Menschen mit Behinderung gedacht (Peer Counseling).
- Grundsätze der Beratung sind: Unabhängigkeit von Leistungsanbietern und trägern, Ergänzung zur Beratungs- und Informationspflicht der Träger, Beratung auf „Augenhöhe", Individualität, Stärkung der Selbstbestimmung.
- Auf der Website der Fachstelle für Teilhabeberatung sind alle EUTB-Stellen in Deutschland aufgelistet.

10 Partizipationsorientierung und „smarte" Zielformulierung

ICF-orientiertes Arbeiten bedeutet auch, dass bei der Entwicklung eines Förder-, Therapie-, Unterstützungs- oder Teilhabekonzeptes Ziele festgelegt werden. Diese Ziele entstehen aufgrund der Anliegen und Aufträge der unterstützungssuchenden Person. Doch was genau bedeutet es, selbstbestimmt Ziele festzulegen? Ziele im Rahmen einer ICF-orientierten Bedarfsermittlung festzulegen bedeutet, dass die jeweiligen Fachkräfte den Menschen mit ASS (und ggf. seine Personensorgeberechtigten bzw. Betreuer:innen) in seinen Vorstellungen unterstützen, damit er genauso selbstbestimmt seine Wünsche vertreten und an ihnen festhalten kann. Diese Ziele werden gemeinsam besprochen, transparent dokumentiert und nach Ablauf des vereinbarten Planungszeitraums evaluiert.

Partizipation bedeutet in diesem Zusammenhang zweierlei:
1. Selbstbestimmtes Mitwirken (Partizipieren) am Entscheidungsprozess und
2. Das Ausrichten der Ziele auf Partizipation, also die neun Lebensbereiche.

Für die Menschen mit ASS ist das Anliegen fast immer, im Alltag Dinge „machen" zu können, also in den (neun) Lebensbereichen das zu tun, was sie wünschen, und hierbei so wenig wie möglich – am besten gar keine – Einschränkungen zu erfahren.

Reine „Funktionsverbesserungen", also zum Beispiel eine Verbesserung der Aufmerksamkeitsfunktion oder die Verbesserung der bewegungsbezogenen Funktionen, sind dabei nicht so bedeutsam wie „in der Schule besser aufpassen und mitmachen zu können" oder „eine möglichst uneingeschränkte Mobilität" im Alltag zu erleben. Die Befragung von Menschen mit ASS sowie deren Bezugspersonen zeigte, dass der Schwerpunkt der geäußerten Inhalte auf „tun und machen", also den Lebensbereichen lag (Mahdi et al. 2018). Das bedeutet umgekehrt nicht, dass Verbesserungen der Funktion unbedeutend sind und „niemals" Ziel z. B. eines Therapiekonzeptes sein könnten. So wünscht sich ein Mensch mit Schmerzen sicherlich, dass auch der Schmerz an sich (als Störung der Körperfunktion) nachlassen oder beseitigt wird. Nichtsdestotrotz liegt der Fokus bei der Zielformulierung überwiegend in den neun Lebensbereichen, also im Bereich von Aktivität und Partizipation.

Häufig werden diese Ziele „smart“ formuliert – „smart“ ist ein Akronym, welches für Folgendes steht:

S – Spezifisch
M – Messbar
A – Attraktiv
R – Realistisch
T – Terminiert

S steht für spezifisch. Im Fokus steht die individuelle Wirklichkeit des Menschen und fokussiert einen abzugrenzenden (beobachtbaren) und konkreten Bereich. Für Veränderungsziele: *Welche Leistung soll konkret verbessert werden?* Für Erhaltungsziele: *Welche Leistung soll weiterhin aufrechterhalten werden?*. Hierbei werden Aspekte des Empowerments und der Selbstbestimmung besonders hervorgehoben (Pretis 2016).

Wenig spezifische Teilhabeziele	**Spezifische Teilhabeziele**	**ICF-Kodierung**
– Förderung der Selbstständigkeit	– „Ich bereite mir jeden Tag mein eigenes Frühstück zu.“	– d550 Essen – d230 Die tägliche Routine durchführen
– Auf die Gesundheit achten	– „Ich besuche einmal pro Woche die Selbsthilfegruppe.“	– d710 Elementare interpersonelle Aktivitäten – d570 Auf seine Gesundheit achten
– Stärkung zwischenmenschlicher Beziehungen	– „Ich treffe mich zweimal in der Woche mit meinem Freund.“	– d910 Gemeinschaftsleben – d750 Informelle soziale Beziehungen

Tabelle 11: Teilhabeziele

Bei der Spezifität gilt es darauf zu achten, wie klein- oder großschrittig Ziele formuliert werden. Auch hier gibt es keinen „Goldstandard“, es kommt vielmehr auf die individuelle Situation des Menschen mit ASS an. Beispielsweise spielen bei Menschen mit psychischen Beeinträchtigungen häufig Stimmungsschwankungen oder Veränderungen der Sichtweisen eine große Rolle. In diesem Setting kann es sich durchaus anbieten, Ziele so kleinschrittig, realistisch und messbar wie möglich zu formulieren. In einem nächsten Schritt im Bedarfsermittlungsverfahren geht es dann darum, zu schauen, wie diese Ziele umgesetzt werden können und welche Maßnahmen dafür notwendig sind.

M steht für messbar. Hier geht es darum, woran bemerkt wird, dass das Ziel erreicht ist. Also: Wie kann das Ausmaß der Verbesserung festgestellt werden? Anhand welches Indikators ist ein Ziel erreicht? Konkrete und spezifisch formulierte Ziele geben im Idealfall vor, wann das Ziel erreicht ist.

Spezifische Teilhabeziele	Indikator	ICF-Kodierung
– „Ich bereite mir jeden Tag mein eigenes Frühstück zu."	– „Ich fühle mich gesund und habe jeden Morgen einen gut gedeckten Frühstückstisch vor mir."	– d550 Essen – d230 Die tägliche Routine durchführen
– „Ich besuche einmal pro Woche die Selbsthilfegruppe."	– „Ich habe jede Woche Kontakt zu Menschen, denen es genauso geht wie mir. Ich fühle mich nicht allein."	– d710 Elementare interpersonelle Aktivitäten – d570 Auf seine Gesundheit achten
– „Ich treffe mich zweimal in der Woche mit meinem Freund."	– „Ich sehe meinen Freund und wir lachen zusammen. So habe ich am sozialen Leben teil."	– d910 Gemeinschaftsleben – d750 Informelle soziale Beziehungen

Tabelle 12: Indikatoren für Teilhabeziele

Wenn ein Ziel erreicht wird, so kann dies anhand von Indikatoren gemessen werden. Ob diese nun in der ICF-orientierten Bedarfsermittlung festgeschrieben stehen oder ob sie durch spezifisches Fragen („Woran merken Sie, dass das Ziel erreicht ist?") überprüft werden, kann individuell festgelegt werden. Nach Pretis (2016) ist es insbesondere möglich, Erfolg durch erreichbare Etappenziele zu messen (Kleinschrittigkeit). Die Fragestellung dazu wäre: *Wie und/oder woran erkennen Sie, dass Sie das Ziel erreicht haben?*

A bedeutet attraktiv, akzeptabel oder autonom. Die unterschiedlichen Bedeutungen zeigen auf, dass unterschiedliche Autor:innen verschiedene konzeptionelle Zugänge haben können. Die Akzeptanz bzw. Attraktivität verweisen in diesem Zusammenhang klar auf die individuelle Bedeutung, die das jeweilige Ziel für den Menschen, um den es geht, hat. Ziele sollten also für die Menschen mit ASS im Rahmen ihrer eigenen Wirklichkeit Sinn ergeben. Nur Ziele, die in das Wirklichkeitskonstrukt der jeweiligen Person passen, besitzen ein Potenzial dafür, Veränderungen herbeizuführen (Pretis 2016).

R steht für realistisch. Dieser Aspekt steht in einem engen Zusammenhang mit der Spezifität, Messbarkeit und Attraktivität von Zielen. Ziele, die als unrealistisch einzuschätzen sind, können (meist) auch nicht erreicht werden. In der Praxis wird dies häufig ein Aushandlungspunkt zwischen Fachkraft und unterstützungssuchendem Mensch sein. Dabei ist es von Bedeutung, auch hier die Personenzentrierung und Partizipation nicht aus den Augen zu verlieren – wenn ein Mensch beispielsweise wünscht, einen Porsche zu fahren, dann kann ein Ansatzpunkt sein, zu schauen, welche Zwischen- und Teilziele ihn dahin bringen könnten (z. B. „Ich habe in drei Monaten einen Teilzeitjob in der Autobranche."). Auch hier ist fachliches Geschick und Qualifikation der professionellen Fachkräfte gefragt, da Selbst- und Fremdwahrnehmung auch in diesem Bereich weit auseinandergehen können. Gegebenenfalls sind ergänzende Sichtweisen im jeweiligen Verfahren der ICF-orientierten Bedarfsermittlung darzustellen.

T steht für terminiert. Dies bedeutet, dass festgelegte Ziele innerhalb einer bestimmten Zeit erreicht werden. Auch dies lässt sich grundsätzlich in jedes Setting (Medizin, Pädagogik, Soziale Arbeit, Therapie) übertragen. In der Eingliederungshilfe sind dies häufig die Planungszeiträume, welche bis zu maximal zwei Jahren andauern können. Gerade bei Erstanträgen auf Eingliederungshilfe und im Bereich von Kindern und Jugendlichen werden in der Regel kürzere Planungszeiträume verwandt, um die Personen kennenzulernen und abschätzen zu können, was für die jeweilige Person in welchem Zeitraum realistisch ist. Also gilt es die Frage zu beantworten: *In welchem Zeitraum kann das Ziel erreicht werden?*

Außer Acht gelassen werden darf hierbei nicht, dass die „smarte" Zielformulierung eine Methodik ist, die ihre Ursprünge im Qualitätsmanagement der Industrie hat. So ist es vielleicht nicht immer möglich, ein klassisches „smartes" Ziel zu formulieren, wenn es um Menschen und soziale sowie Beziehungsaspekte geht. Bei einer durchdachten Formulierung mit Abstimmung der nachfragenden Person ist es jedoch meist gut möglich, Ziele nach diesem Prinzip zu formulieren.

In der Beschäftigung mit ICF-orientierter Bedarfsermittlung, dem Nachweis über Leistungen und hin zum Trend der Messbarkeit, ist die Auseinandersetzung mit Zielen und der Zielformulierung unabdingbar. Ein fester Bestandteil der ICF-orientierten Bedarfsermittlung sind damit auch die jeweiligen Evaluationsmöglichkeiten.

Für *Sabrina* könnte ein SMARTes Ziel zum Beispiel sein:
„In der Schule, zu Hause und bei Papa setzen wir nach den Sommerferien jeden Tag die Materialien von der Unterstützten Kommunikation ein."

- *S*pezifisch ist dieses Ziel durch die Benennung der Aktivität, in diesem Fall die Anwendung von Hilfsmitteln bei der Kommunikation.
- *M*essbar ist es durch die festgelegte Kontinuität – jeden Tag in festgelegten Settings.
- *A*ttraktiv wird das Ziel dann, wenn sie dies selbst zu ihrem Ziel erklärt.
- *R*ealistisch ist dieses Ziel für Sabrina ebenso, insbesondere, wenn sie das passende Hilfsmittel hat und mit Freude anwendet.
- *T*erminiert wird es durch die Zeitangabe, also täglich nach den Sommerferien.

Umsetzungsbeispiele ICF-orientierter Bedarfsermittlung und damit zusammenhängender Zielformulierung

Rehabilitation: Durch die zunehmende Nutzung der ICF in der beruflichen sowie auch medizinischen Rehabilitation bildet sie die Grundlage für zahlreiche Empfehlungen und Richtlinien in diesen Feldern (Beispiele: BAR, DVfR, DGRW). In diesen Bereichen werden individuelle lebenspraktische Ziele fußend auf einem ICF-Instrumentarium festgelegt. Die Ziele werden ebenso „SMART" formuliert. Um die Qualitätsstandards in der Rehabilitation zu erhalten oder zu verbessern werden die festgelegten Ziele überprüft und evaluiert.

Frühförderung: Ähnlich wie im Feld der Rehabilitation wird in der Frühförderung eine ICF-orientierte Bedarfsermittlung durchgeführt und anhand derer werden „SMARTe" Ziele formuliert. Im Kindes- und Jugendalter dient die ICF-CY (noch) als Grundlage (in Zukunft werden jedoch ICF und ICF-CY in einem Buch zusammengefasst) dafür.

Eingliederungshilfe: Meistens bestehen die Instrumente zur Bedarfsermittlung in der Eingliederungshilfe aus verschiedenen Bögen, welche beispielsweise aufgeteilt sind in:

- Personbezogene Daten – kurze Anamnese der Antragstellenden,
- Situationsbeschreibung mit Darstellung der Teilhabebeeinträchtigung/en,
- Zielerreichungsbogen sowie
- Maßnahmenplanungsbogen und
- Evaluation.

Diese Aufteilung kann je nach Bundesland variieren. Im SGB IX ist in den Regelungen zum Gesamtplan festgelegt, dass eine Überprüfung der gemeinsam formulierten Ziele zu erfolgen hat (§ 121 SGB IX). Sowohl in den Regelungen zum Gesamtplan in der Eingliederungshilfe als auch in den Regelungen zum Teilhabeplan (§ 19 SGB IX) ist festgehalten, dass Teilhabeziele vereinbart werden müssen. Das personenzentrierte und partizipative Gesamtplanverfahren soll die Überprüfung von bewilligten Leistungen nach einem bestimmten Planungszeitraum (spätestens nach zwei Jahren gemäß § 121 Abs. 2 SGB IX) gewährleisten. Die Wirkungskontrolle dient dem Überprüfen und der Sicherstellung der Wirksamkeit von Eingliederungshilfemaßnahmen. Solch eine Evaluation der Leistungen spielt insbesondere für die Menschen mit Beeinträchtigungen eine Rolle, die diese Leistungen beziehen – und so die Wirksamkeit der Unterstützungsmaßnahmen gewährleistet wird. Die Wirkungen der Leistungen werden danach beurteilt, ob sie dazu beitragen, zum einen die im BTHG enthaltenen Zielsetzungen und zum anderen die im Gesamtplanverfahren festgelegte Ziele zu erreichen. Bei Menschen mit ASS wird die autismusspezifische Förderung im Wesentlichen durch die Eingliederungshilfe getragen.

Dem Träger der Eingliederungshilfe ist es, wie erwähnt, möglich, Teilhabezielvereinbarungen abzuschließen. Dies muss kein eigenständiges Dokument sein, die Unterzeichnung bzw. Vereinbarung im Rahmen der Bedarfsermittlung und der dazugehörigen Zielstellungen, kann ebenso eine Zielvereinbarung darstellen.

Ein Großteil der Bedarfsermittlungsverfahren ist so konzipiert, dass sie als lernende Instrumente gelten und den Grundsatz haben, kein statisches, sondern ein veränderbares Verfahren zu sein, damit flexibel auf praxisrelevante Anforderungen und Veränderungen reagiert werden kann. Diese Eigenschaft unterstützt die Flexibilität bei sich verändernden Teilhabezielen. Für die Praxis bedeutet dies, dass die Qualifikation, Erfahrung und der Habitus der jeweiligen Fachkraft entscheidender sind als das Dokument selbst.

Die alleinige Überprüfung anhand der Regelungen der „smarten“ Zielformulierung ist im sozialen Setting häufig nicht ausreichend, sodass auch andere Kriterien an Bedeutung gewinnen – wie zum Beispiel die *individuelle Zufriedenheit* des Menschen mit Beeinträchtigung oder die *Qualität der geleisteten Unterstützung*.

Merke

- Die ICF-orientierte Bedarfsermittlung und daraus resultierende Zielformulierung findet in vielen verschiedenen Bereichen Anwendung (z. B. Rehabilitation, Frühförderung, Eingliederungshilfe).
- Ziele sollten als Teilhabeziele formuliert sein und sich an den neun Lebensbereichen der ICF und des BTHG orientieren.
- Wenn möglich sollten stets „smarte“ Zielformulierungen verwendet werden, um Wirkungskontrolle und Evaluation zu sichern.
- Erfahrung, Qualifikation und Haltung der Fachkraft sind beim Prozess der Bedarfsfeststellung, -ermittlung und dem Festlegen von Zielen unabdingbar.

11 Von der ICF-orientierten Bedarfsermittlung zu Unterstützungs-, Förder- und Therapieplänen

Wissenschaftliche Untersuchungen zeigen, dass Menschen gerne selbst oder mitentscheiden möchten, wenn es um für sie bedeutende Lebensinhalte geht (Schiariti et al. 2014, Seidel 2015). Dies gilt für die Bereiche Bildung und Soziales ebenso wie für Gesundheit. Selbstbestimmung und Partizipation ist das Recht aller Menschen. Mit der UN-Behindertenrechtskonvention haben die Vereinten Nationen diese Rechte noch einmal deutlich auch für die Menschen mit Behinderungen definiert (UN-BRK 2008).

Für die Fachkräfte in den entsprechenden Settings bedeutet dies, dass der gewünschten und rechtlich zugesprochenen Mitwirkung entsprochen werden muss. Als besonders geeignet hat sich in pädagogischen, sozialen und medizinisch-therapeutischen Settings die Anwendung der ICF der WHO gezeigt. Vor dem Hintergrund, dass die ICF universell anwendbar ist, also nicht nur für Menschen mit Behinderung, sondern auch für alle anderen Menschen in anderen Kontexten, wird verständlich, dass ein Basiswissen zur ICF für alle Fachkräfte, die in sozialen, pädagogischen oder Gesundheitskontexten arbeiten (wollen), notwendig ist (Schuntermann 2005, Seidel & Simon 2014).

Zwar gibt es in den jeweiligen Disziplinen und Professionen oft „eigene Ordnungs- und Klassifikationssysteme“, diese sind Personen aus anderen Professionen oder Kontexten aber oft nicht bekannt oder vertraut. Gleiches gilt für den Austausch mit Fachkräften aus dem Ausland. Insofern ist die ICF ein von Fachleuten und der Selbsthilfe entwickeltes, international erstelltes und anerkanntes Klassifikationssystem für Fachkräfte unterschiedlicher Professionen. Aktuelle Untersuchungen zeigen, dass die ICF selbst in den aktuellen akademischen Curricula, den Modulhandbüchern an den Hochschulen und Universitäten, bislang nicht ausreichend repräsentiert ist. Bei den Sozial- und Gesundheitsberufen ist die ICF als Lehrthema in weniger als 20% aller Modulhandbücher vertreten. Auch Partizipation wird nur in etwa der Hälfte der Modulhandbücher benannt. Dies ist erstaunlich, denn ein partizipativer Behinderungsbegriff ist in Deutschland seit 2001 etabliert. Diese Ergebnisse deuten also deutlich darauf hin, dass die ICF und die Inhalte der ICF und des bio-psycho-sozialen Modells bislang in der Lehre von Studierenden nicht ausreichend repräsentiert sind (eigene Daten).

Wahrscheinlich werden die gesetzlichen Vorgaben und Ausführungsbestimmungen (z. B. für die Eingliederungshilfe oder die Medizinische Rehabilitation) in den kommenden Jahren die Verbreitung von Wissen und Anwendung der ICF befördern. Auch in der Pädagogik und Jugendhilfe gibt es ein zunehmendes Interesse für die Inhalte und Anwendungsmöglichkeiten der ICF.

Anwender:innen von ICF-orientierten Arbeitskonzepten beschreiben positive Erfahrungen für das eigene Arbeitserleben sowie in der interdisziplinären Zusammenarbeit, die als bereichernd (Lernen miteinander, Erweiterung des eigenen Horizontes) und Verbesserung für die Versorgung beschrieben wird. Viele Fachleute beschreiben positive Erfahrungen im beruflichen Alltag, wenn die ICF als „gemeinsame Sprache“ zur Verbesserung der Kommunikation zwischen den Fachkräften aus verschiedenen Professionen, aber auch zwischen den verschiedenen Menschen und den Fachkräften erlebt wird. Selbstverständlich kosten Absprachen auch Zeit und Geld, doch diese Aufwendungen finden bei einem gut abgestimmten Unterstützungsplan in der Gesamtbetrachtung eine rasche „Refinanzierung“, da Ressourcen optimiert eingesetzt werden können. Dies bedeutet jedoch nicht gleichzeitig, dass alle Beteiligten daraus einen (finanziellen) Vorteil erzielen können, insbesondere dann, wenn zunächst Zeiten für Absprachen und interdisziplinären Austausch (noch) nicht im System bereitstehen und finanziert werden. Und selbstverständlich bedürfen interdisziplinäre Absprachen und „Runde Tische“ entsprechende Regeln, die zwischen den Teilnehmenden vereinbart werden müssen (Seidel 2015).

Die WHO empfiehlt, dass Anwender:innen der ICF eine Schulung auf und mit dem neuen Klassifikationsinstrument machen sollen. Die Erfahrungen im In- und Ausland zeigen darüber hinaus, dass für eine „Basisschulung ICF“ zwei Arbeitstage eingeplant werden sollten. Besonders vorteilhaft ist eine praxisorientierte Schulung mit Fallbeispielen, die in Kleingruppen besprochen, diskutiert und „gelöst“ werden sollten. Damit die unterschiedlichen Perspektiven einzelner Fachkräfte (unterschiedlicher Berufsgruppen) deutlich werden, sollte eine solche „Basisschulung ICF“ nach Möglichkeit mit Fachkräften unterschiedlicher Berufsgruppen durchgeführt werden. Die Autor:innen haben die Erfahrung gemacht, dass gemeinsame Schulungen von Fachkräften aus unterschiedlichen Institutionen (z. B. Schule, Gesundheitsamt und Jugendamt) von den Teilnehmer:innen als besonders positiv bewertet werden, da „neue und andere Perspektiven“ im Schulungssetting „entspannt ausdiskutiert“ werden können. Im Arbeitsalltag führen unterschiedliche Perspektiven und Interessen meist zu schwierigeren Aushandlungsprozessen. In vielen Schulungskontexten wird für die ICF-Basisschulung eine Moderation durch ein „interdisziplinäres Team" empfohlen, d. h. die Schulung wird von zwei ICF-Trainer:innen durchgeführt, die nicht die gleiche Profession haben (Schuntermann 2005, Schuntermann 2009).

Mit einer ICF-Basisschulung, bei der die Teilnehmer:innen mit den Inhalten der ICF vertraut werden, erwerben diese auch die Kompetenz, die ICF für den eigenen beruflichen Alltag zu nutzen. Mit den Inhalten der ICF vertraut zu sein heißt:

- die Philosophie der ICF verstanden zu haben (Personenzentrierung, Selbstbestimmung, partizipativer Ansatz),
- mit den ethischen Leitlinien der ICF vertraut zu sein,
- das bio-psycho-soziale Modell zu kennen und für den eigenen beruflichen Kontext anwenden zu können
- sowie die Möglichkeiten und Grenzen der Dokumentation und des Kodierens erfasst zu haben.

Mit diesem Wissen und diesen Kompetenzen können Fachkräfte anschließend zum einen im eigenen Praxisfeld die ICF-orientierten Anforderungen im Berufsfeld erfüllen und haben zum anderen die Fähigkeit, Fachkräfte aus anderen Kontexten, die möglicherweise mit anderen ICF-basierten Werkzeugen im Alltag arbeiten, zu verstehen und mit diesen in der „gemeinsamen Sprache ICF" zu kommunizieren.

Die ICF selbst ist – nach dem Willen der WHO – kein Assessmentverfahren, sondern eine Klassifikation zur Beschreibung von Gesundheitszuständen. Die WHO selbst beschreibt und wünscht, dass solche Assessments oder Verfahren zur Bedarfsermittlung auf Basis der ICF entwickelt werden, dies wäre dann mit ICF-orientierter Bedarfsermittlung zu benennen. Nachfolgend werden einige Beispiele aus (sozial-/sonder-) pädagogischen, sozialen oder medizinisch-therapeutischen Settings aufgeführt:

- Frühförderung (Förder- und Behandlungsplan)
- Sozialpädiatrie
- Therapieleitlinie Autismus
- Schulische Standortgespräche/Entwicklungsgespräche im Setting Schule
- Hilfsmittelverordnung in der Medizin
- Sozialmedizin/Rehabilitation
- ICF-orientierte Bedarfsermittlung in der Eingliederungshilfe
- Jugendhilfe

Frühförderung: Vorschulkindern bei denen eine Behinderung droht, oder bei denen eine Behinderung festgestellt wurde, haben einen gesetzlichen Anspruch auf Frühförderung. In Deutschland wird zunehmend die Interdisziplinäre Frühförderung als Komplexleistung (medizinisch-therapeutische und heilpädagogische Inhalte) angeboten und ausgeführt. Die Kinder und Familien sollen so Beratung, Hilfen und Unterstützung abgestimmt und aus einer Hand bekommen. Sofern die Bedingungen für eine solche Unterstützung erfüllt sind, wird im Team (Eltern, Fachkräfte aus der Medizin, Pädagogik und ggf. weitere) ein Förder- und Behandlungsplan erstellt, der verschriftet und von allen Beteiligten unterschrieben wird. In einem solchen Förder- und Behandlungsplan werden auch die Förderziele für den jeweiligen Zeitraum (meist sechs bis zwölf Monate) festgelegt. Die Bedarfsermittlung in diesem Setting (Erstellung und Dokumentation) erfolgt dabei ICF-orientiert, d. h. die Philosophie und die ICF als gemeinsame Sprache (Dokumentation, ggf. Kodierung) finden Anwendung. Für die Vereinigung für interdisziplinäre Frühförderung (VIFF e. V.) hat eine interdisziplinäre Arbeitsgruppe ein Curriculum für die ICF-Basisschulung sowie für die Ausbildung von ICF-Trainer:innen entwickelt.

Sozialpädiatrie und ICF-orientierte Bedarfsermittlung: Für die Deutsche Gesellschaft für Sozialpädiatrie und Jugendmedizin (DGSPJ) hat eine interdisziplinäre Arbeitsgruppe ein Curriculum für die ICF-Basisschulung in Sozialpädiatrischen Zentren (SPZ) entwickelt. Dieses Projekt ist von der Leiterin der Arbeitsgruppe (PD Dr. Heike Philippi) gemeinsam mit dem Mannheim Institute for Public Health (Prof. Dr. Freia de Bock) als Forschungsprojekt „PartChild" weiterentwickelt worden. Im PartChild Projekt lernen Mitarbeiter:innen in SPZ die Inhalte der ICF-Basisschulung und werden zusätzlich jeweils einen Tag für die Gesprächsführung und das Erarbeiten von partizipationsorientierten Therapiezielen geschult.

Schulische Standortgespräche und Entwicklungsgespräche in der Schule: Im Kontext Schule werden ICF-orientierte und individuelle Förderpläne für alle Schüler:innen (also solche ohne und mit sonderpädagogischem Förderbedarf) zu Beginn eines Schuljahres, gemeinsam mit den zuständigen Lehrer:innen, pädagogischen Fachkräften, den Personensorgeberechtigten (meist den Eltern) und den Kindern beraten und festgelegt. In der Schweiz gibt es mit dieser Form der ICF-orientierten Bedarfsermittlung bereits seit vielen Jahren sehr positive Erfahrungen. Initial wurde diese Konzeption nur für Schüler:innen mit sonderpädagogischem Förderbedarf genutzt, mittlerweile ist die Anwendung in fast allen Kantonen auch für Kinder und Jugendliche ohne einen solchen Förderbedarf übernommen worden. Auch in Deutschland, wenngleich die ICF im (sonder-)pädagogischen Kontext noch keine große Rolle spielt, finden bereits an vielen Schulen ähnliche Konzepte Anwendung.

Hilfsmittelverordnung in der Medizin: In der Hilfsmittelrichtlinie des Gemeinsamen Bundesausschusses wird in den allgemeinen Verordnungsgrundsätzen darauf hingewiesen, dass die Notwendigkeit für die Verordnung von Hilfsmitteln sich nicht allein aus der Diagnose ergibt, sondern eine Gesamtbetrachtung unter Anwendung der ICF erfolgen muss, um Bedarf, Fähigkeit zur Nutzung, Prognose und Ziel einer Hilfsmittelversorgung zu ermitteln. Dabei sind die individuellen Kontextfaktoren in Bezug auf Person und Umwelt als Voraussetzung für das angestrebte Behandlungsziel zu berücksichtigen.

AWMF-Leitlinie Therapie Autismus-Spektrum-Störungen (Teil 2): Die neue Leitlinie spricht sich eindeutig für eine ICF-Orientierung bei der Therapie- und Förderplanung aus (AWMF 2021). Therapeutische Maßnahmen (wie sie in der Leitlinie empfohlen werden) können dabei ein wichtiger Bestandteil im Rahmen einer Gesamt- oder Teilhabeplanung sein.

Autismus Deutschland hat in einer Stellungnahme vom 24.03.2021 erklärt, dass die aktuell erschienene AWMF-Leitlinie zur Therapie autistischer Störungen nicht als umfassende Entscheidungshilfe für die individuelle Bedarfsermittlung im Gesamtplanverfahren nach §§ 117 ff. SGB IX für die Teilhabebedarfe von Menschen im Autismus-Spektrum geeignet sein kann, da Maßnahmen der Eingliederungshilfe nicht auf medizinisch-therapeutische zu reduzieren sind (Autismus Deutschland 2021).

Sozialmedizin/Rehabilitation: Die Bedarfsermittlung ist ein entscheidender Schritt im Rehabilitationsprozess; als Beispiel soll ein Projekt aus den Berufsbildungswerken aufgeführt werden. In einem Verbundprojekt haben die Bundesarbeitsgemeinschaft für Rehabilitation für die Seite der Leistungsträger, die Bundesarbeitsgemeinschaft der Berufsbildungswerke für die Seite der Leistungserbringer sowie die Hochschule Magdeburg-Stendal für die Seite der Wissenschaft gemeinsam von 2015 bis 2018 ein neues ICF-orientiertes Bedarfsermittlungskonzept für Leistungen zur Teilhabe am Arbeitsleben erarbeitet. In den Berufsbildungswerken werden bereits zu Beginn der Maßnahmen dort ICF-orientiert die Weichen gestellt für eine effiziente, individuelle Rehabilitation sowie den erfolgreichen Übergang bzw. Wiedereintritt in den Arbeitsmarkt.

ICF-orientierte Bedarfsermittlung in der Eingliederungshilfe: Seit dem 01.01.2020 ist in der Eingliederungshilfe die ICF-orientierte Bedarfsermittlung (§ 118 SGB IX) für die Teilhabe- und Gesamtplanung gesetzlich vorgeschrieben. Der Träger der Eingliederungshilfe hat dabei die Leistungen unter

Berücksichtigung der Wünsche des Leistungsberechtigten festzustellen (Personenzentrierung). Die Ermittlung des individuellen Bedarfes des Leistungsberechtigten muss durch ein Instrument erfolgen, das sich an der Internationalen Klassifikation der Funktionsfähigkeit, Behinderung und Gesundheit orientiert. Das Instrument hat die Beschreibung einer nicht nur vorübergehenden Beeinträchtigung der Aktivität und Teilhabe in den neun Lebensbereichen (der ICF) vorzusehen.

Jugendhilfe: Für die Träger der öffentlichen Jugendhilfe als Rehabilitationsträger sind die Vorgaben des § 13 SGB IX zu Instrumenten der Ermittlung des Rehabilitationsbedarfs verpflichtend. Aus der Sicht der BAG der Landesjugendämter ist es im Kontext der Eingliederungshilfe gemäß § 35a SGB VIII angesichts des Vorrangs von § 13 SGB IX notwendig, im Rahmen der sozialpädagogischen Diagnostik spezielle Instrumente zur Einschätzung der Teilhabebeeinträchtigung in den Lebensbereichen bzw. Bedarfsermittlung einzusetzen. Diese beziehen in den unterschiedlichen Lebensbereichen die einstellungs-und umweltbedingten Kontextfaktoren der ICF und ihre Wechselwirkungen ein (BAG Landesjugendämter 2019).

Die oben genannten Beispiele zeigen, dass die ICF-orientierte Bedarfsermittlung in mehreren Kontexten und Settings Anwendung findet. Auch wenn die oben beschriebenen ICF-orientierten Verfahren meist institutionell genutzt werden (also in der Frühförderstelle, im SPZ, in der Schule, im Krankenhaus, in der Rehaklinik, in der Eingliederungshilfe) sind interinstitutionelle Abstimmungen im Sozialraum oft von entscheidender Bedeutung, auch wenn in einer anderen Institution ein anderes Verfahren oder Formular Anwendung findet.

Merke

- Die ICF-orientierte Bedarfsermittlung findet in mehreren Kontexten und Settings Anwendung.
- Die ICF und das bio-psycho-soziale Modell sind in der akademischen Ausbildung von Gesundheits- und Sozialberufen bislang nicht ausreichend repräsentiert.
- Empfohlen wird eine zweitägige Basisschulung im interdisziplinären Setting, idealerweise mit den Kooperationspartner:innen aus dem Sozialraum.

12 Von der ICF-orientierten Bedarfsermittlung zur Gesamt- und Teilhabeplanung

Zunächst besteht eine *Beratungspflicht* der Leistungsträger gegenüber den Antragstellenden (gemäß § 106 SGB IX). Diese Beratungspflicht bestand auch schon vor der Neuausgestaltung der Sozialgesetzbücher, gewinnt jedoch nun vermehrt an Bedeutung. Speziell tritt nun auch das sogenannte „Peer Counseling“ in den Vordergrund. Im allgemeineren Sinne ist hiermit die Beratung von Menschen mit Beeinträchtigung für Menschen mit Beeinträchtigung gemeint. Die Erfahrung, die Menschen gesammelt haben, die bereits in ähnlichen Lebenssituationen waren, wird von den Menschen, die die Leistungen beantragen wollen, als sehr hilfreich erlebt. Seit dem 1.1.2018 wird mit dem Konzept der „ergänzenden unabhängigen Teilhabeberatung“ (§ 32 SGB IX) ein Netz an Beratungsstellen aufgebaut, welches bereits im Vorfeld über Teilhabeleistungen und ihre Inanspruchnahme informiert. Insbesondere steht hier die Beratung von Menschen mit Beeinträchtigungen für Menschen mit Beeinträchtigungen im Vordergrund (siehe S. 82). Die Leistungsträger stehen in der Pflicht, die Menschen mit Beeinträchtigung über Verwaltungsabläufe, Hinweise zu Leistungsanbietern und weiteren Unterstützungsmöglichkeiten im Sozialraum zu beraten und zu informieren. Weiterhin sind die Träger der Eingliederungshilfe in der Pflicht, den Menschen bei Bedarf während des gesamten Verwaltungsverfahrens (z. B. Unterstützung bei Antragstellung zu Leistungen der Eingliederungshilfe) oder auch im Zusammenhang mit Leistungserbringung (z. B. Vorbereitung der Kontaktaufnahme und Begleitung zu Leistungsanbietern) zu unterstützen. Die Umsetzung dieser Festschreibung obliegt den Leistungsträgern (Ländern und Kommunen), die die Leistungen der Eingliederungshilfe in eigener Zuständigkeit durchführen.

Wenn eine Beratung zu den genannten Punkten stattgefunden hat, differenziert sich im weiteren Verlauf aus, welche Leistungen zur Rehabilitation in Frage kommen. Dieser Schritt ist ebenso maßgeblich dafür, ob ein *Teilhabeplan* (gemäß § 19 Abs. 1, 2 SGB IX) *oder ein Gesamtplan* (gemäß § 117–122 SGB IX) erstellt wird. Zukünftig wird *ein* Rehabilitationsantrag genügen, um alle benötigten Leistungen von unterschiedlichen Rehabilitationsträgern zu erhalten. In diesem Zug wird auch die Zusammenarbeit der einzelnen Leistungsträger koordiniert geregelt (Leistungskoordination). So werden

„Leistungen wie aus einer Hand" ermöglicht. Das Teilhabeplanverfahren gilt für alle in § 6 SGB IX genannten Rehabilitationsträger und ist zwingend zu beachten. Für Leistungen der Eingliederungshilfe gelten ergänzend zu den Vorschriften des Teilhabeplanverfahrens die Vorschriften der Gesamtplanung (§ 117 ff. SGB IX). Es handelt sich nicht um zwei selbstständige Verfahren. Für Leistungen der Eingliederungshilfe wird zur Bedarfsermittlung ein Instrument zur Bestimmung des Bedarfes herangezogen, welches sich an der ICF orientiert.

Ein Teilhabeplan kommt zum Tragen, wenn im Rahmen der Rehabilitation Leistungen erforderlich sind, die im Sinne des § 5 SGB IX aus verschiedenen Leistungsgruppen (beispielsweise Leistungen zur medizinischen Rehabilitation, Leistungen zur Teilhabe am Arbeitsleben oder Leistungen zur sozialen Teilhabe) stammen oder wenn Leistungen von mehreren Rehabilitationsträgern (z. B. Rentenversicherung, Eingliederungshilfe) zu erbringen sind. Ebenso ist ein Teilhabeplan aufzustellen, wenn der Mensch mit Beeinträchtigung die Aufstellung eines solchen Plans wünscht. Der Teilhabeplan nach § 19 Abs. 2 SGB IX dokumentiert:

1. den Tag des Antragseingangs beim leistenden Rehabilitationsträger und das Ergebnis der Zuständigkeitsklärung und Beteiligung nach den §§ 14 und 15,
2. die Feststellungen über den individuellen Rehabilitationsbedarf auf Grundlage der Bedarfsermittlung nach § 13,
3. die zur individuellen Bedarfsermittlung nach § 13 eingesetzten Instrumente,
4. die gutachterliche Stellungnahme der Bundesagentur für Arbeit nach § 54,
5. die Einbeziehung von Diensten und Einrichtungen bei der Leistungserbringung,
6. erreichbare und überprüfbare Teilhabeziele und deren Fortschreibung,
7. die Berücksichtigung des Wunsch- und Wahlrechts nach § 8, insbesondere im Hinblick auf die Ausführung von Leistungen durch ein Persönliches Budget,
8. die Dokumentation der einvernehmlichen, umfassenden und trägerübergreifenden Feststellung des Rehabilitationsbedarfs in den Fällen nach § 15 Abs. 3 Satz 1,
9. die Ergebnisse der Teilhabeplankonferenz nach § 20,
10. die Erkenntnisse aus den Mitteilungen der nach § 22 einbezogenen anderen öffentlichen Stellen und
11. die besonderen Belange pflegender Angehöriger bei der Erbringung von Leistungen der medizinischen Rehabilitation.

Der Teilhabeplan ist die Grundlage für die gemeinsame Entscheidungsfindung von Rehabilitationsträgern und den Leistungsberechtigten bezüglich in Betracht kommender Unterstützungsleistungen. In manchen Fällen ist es möglich, dass vor der Durchführung des Teilhabeplans, gemäß § 20 SGB IX, eine Teilhabeplankonferenz stattfinden kann. Dies erscheint vor allem dann sinnvoll, wenn sich der leistende Rehabilitationsträger mit anderen Beteiligten über die Feststellung des Bedarfes austauschen möchte. Allgemein liegt die Durchführung einer Teilhabeplankonferenz im Ermessen des leistenden Rehabilitationsträgers. Solch eine Konferenz bedarf der Zustimmung des Menschen mit Beeinträchtigung und muss daher nicht zwingend erfolgen. Neben dem leistenden Rehabilitationsträger können Leistungsberechtigte, das Jobcenter und beteiligte Rehabilitationsträger eine Teilhabeplankonferenz vorschlagen. Der leistende Rehabilitationsträger kann, laut § 20 SGB IX, von diesen Vorschlägen abweichen, wenn:

1. der zur Feststellung des Rehabilitationsbedarfes maßgebliche Sachverhalt schriftlich ermittelt werden kann,
2. der Aufwand zur Durchführung nicht in einem angemessenen Verhältnis zum Umfang der beantragten Leistung steht oder
3. wenn eine Einwilligung nach § 23 Abs. 2 SGB IX nicht erteilt wurde.

Falls der leistende Rehabilitationsträger dem Vorschlag der Leistungsberechtigten nicht nachgehen mag und keine Teilhabeplankonferenz durchgeführt werden soll, so müssen leistende Rehabilitationsträger die Gründe hierfür darlegen und den Leistungsberechtigten die Möglichkeit zur Stellungnahme geben. Wenn Mütter oder Väter mit Beeinträchtigung Leistungen zur Versorgung und Betreuung ihrer Kinder beantragen wollen und sie eine Teilhabeplankonferenz vorschlagen, so muss diese durchgeführt werden (§ 20 Abs. 2 SGB IX).

Im Rahmen eines Teilhabeplanverfahrens ist per se noch nicht festgelegt, dass ein Bedarfsermittlungsverfahren angewandt werden muss, welches sich an der ICF orientiert. Dies ändert sich, sobald Leistungen der Eingliederungshilfe zu den Unterstützungsleistungen hinzukommen. Zusammengenommen erscheint es mit Grundlage der UN-BRK sowie der neuen Definition (§ 2 SGB IX) von Behinderung schwierig, eine Bedarfsermittlung durchzuführen, die sich nicht an der ICF sowie der dahinterstehenden Philosophie orientiert. Grundsätzlich sind natürlich auch bei der Durchführung der Teilhabeplanung die unumgänglichen Prinzipien:

- Personenzentrierung,
- Transparenz und
- Partizipation

zu wahren. Bei der Ausgestaltung der Gesamtplanung hingegen sind die Leistungsträger der Eingliederungshilfe in der Pflicht, ein Bedarfsermittlungsinstrument zu nutzen, welches sich an der ICF (gemäß § 118 SGB IX) sowie an den neun Lebensbereichen orientiert. Laut § 117 SGB IX muss sich ein Gesamtplanverfahren an qualitätssichernden Maßstäben orientieren (siehe Kapitel 8: Von der ICF zur Bedarfsermittlung), wie zum Beispiel: Einbezug der Leistungsberechtigten in allen Verfahrensschritten, Partizipation der Leistungsberechtigten und die Durchführung einer Gesamtplankonferenz. Abbildung 2 stellt den Ablauf des Prozesses der Gesamtplanung dar.

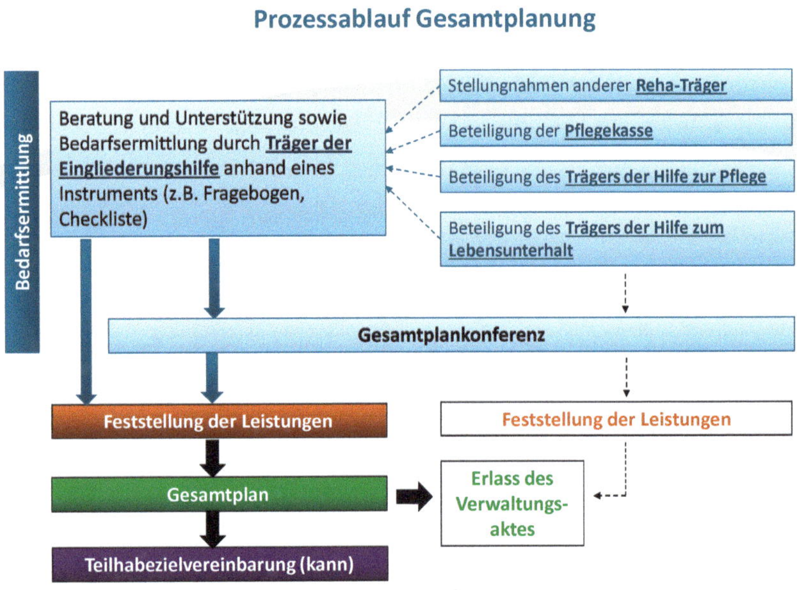

Abbildung 2: Prozessablauf Gesamtplanung (BAGüS, Februar 2018)

Wie Abbildung 2 (BAGüS Februar 2018) zu entnehmen ist, erfolgt zunächst die Bedarfsermittlung durch die Träger der Eingliederungshilfe anhand eines speziellen Instruments, wobei andere beteiligte Rehabilitationsträger ebenso miteinbezogen werden. Daraufhin kann nach § 119 SGB IX mit Zustimmung des Leistungsberechtigten eine Gesamtplankonferenz durchgeführt werden, um die Leistungen für den Leistungsberechtigten nach den Kapiteln 3 bis 6 sicherzustellen. Sowohl Leistungsberechtigte als auch beteiligte Rehabilitationsträger können dem nach § 15 SGB IX verantwortlichen Rehabilitationsträger der Eingliederungshilfe die Durchführung einer Gesamtplankonferenz vorschlagen. Ähnlich wie bei den Regelungen zur Teilhabeplankonferenz kann der Vorschlag zur Durchführung einer Gesamtplankonferenz abgelehnt werden, wenn der maßgebliche Sachverhalt schriftlich ermittelt werden kann oder der Aufwand zur Durchführung nicht in einem angemessenen Verhältnis zum Umfang der beantragten Leistung steht. Wenn Mütter und Väter mit Beeinträchtigungen, die Versorgungs- und/oder Betreuungsleistungen für ihre Kinder beanspruchen wollen, eine Gesamtplanplankonferenz vorschlagen, dann muss dem nachgegangen werden. Die Ergebnisse der Bedarfsermittlung nach § 118 SGB IX dienen für die Gesamtplankonferenz als Grundlage. Weiterhin beraten Leistungsberechtigte, die Träger der Eingliederungshilfe und beteiligte Leistungsträger über die verschiedenen Stellungnahmen, die gutachterliche Stellungnahme, die Wünsche der Leistungsberechtigten, den Beratungs- und Unterstützungsbedarf sowie die Erbringung der Leistungen (§ 119 Abs. 2 SGB IX). Im nächsten Schritt – nach Abschluss der Gesamtplankonferenz – stellen die Träger der Eingliederungshilfe und die beteiligten Leistungsträger ihre Leistungen innerhalb der für sie geltenden Leistungsgesetze fest (§ 120 Abs. 1 SGB IX). Der Träger der Eingliederungshilfe erlässt auf Grundlage des Gesamtplanes, nach § 121 SGB IX, den Verwaltungsakt über die festgestellten Leistungen. Wenn die Leistungen festgestellt wurden, dann wird unverzüglich ein Gesamtplan zur Durchführung der einzelnen Leistungen oder der Einzelleistungen aufgestellt. Der Gesamtplan dient der Steuerung, der Wirkungskontrolle und Dokumentation des Teilhabeprozesses und bedarf der Schriftform. Spätestens nach zwei Jahren soll dieser überprüft und fortgeschrieben werden (§ 121 Abs. 2 SGB IX). Bei der Aufstellung des Gesamtplans wirkt der Träger der Eingliederungshilfe zusammen mit:

- dem/der Leistungsberechtigten,
- einer Person seines/ihres Vertrauens,
- dem im Einzelfall Beteiligten (z. B. behandelnde/r Arzt/Ärztin, Gesundheitsamt, Landesarzt oder -ärztin, Jugendamt oder der Agentur für Arbeit) (§ 121 Abs. 3 SGB IX).

Neben den in § 19 SGB IX festgelegten Inhalten enthält der Gesamtplan mindestens noch:

1. die im Rahmen der Gesamtplanung eingesetzten Verfahren und Instrumente sowie die Maßstäbe und Kriterien der Wirkungskontrolle einschließlich des Überprüfungszeitpunkts,

2. die Aktivitäten der Leistungsberechtigten,
3. die Feststellungen über die verfügbaren und aktivierbaren Selbsthilferessourcen des Leistungsberechtigten sowie über Art, Inhalt, Umfang und Dauer der zu erbringenden Leistungen,
4. die Berücksichtigung des Wunsch- und Wahlrechts nach § 8 im Hinblick auf eine pauschale Geldleistung,
5. die Erkenntnisse aus vorliegenden sozialmedizinischen Gutachten und
6. das Ergebnis über die Beratung des Anteils des Regelsatzes nach § 27a Abs. 3 des Zwölften Buches, der den Leistungsberechtigten als Barmittel verbleibt (§ 121 Abs. 4 SGB IX).

In Absatz 5 des § 121 SGB IX wird festgehalten, dass der Träger der Eingliederungshilfe den Leistungsberechtigten den Gesamtplan zur Verfügung stellt.

Zu guter Letzt wird gemäß § 122 SGB IX eine Teilhabezielvereinbarung zur Umsetzung der Mindestinhalte des Gesamtplans oder von Teilen der Mindestinhalte des Gesamtplanes erstellt. Die Teilhabezielvereinbarung kann im Laufe des Bewilligungszeitraumes auch angepasst werden.

Diese neuen Regelungen führen dazu, dass *Sabrina und ihre Eltern* nach ihren Wünschen und Vorstellungen in Bezug auf ihren Teilhabestatus gefragt und sie als Expert:innen für ihr Leben betrachtet werden. Im Gegensatz zur vorherigen Gesetzgebung wird nun der Schwerpunkt klar auf die Personenzentrierung gelegt. Für Sabrina und ihre Eltern bietet sich als Schritt 1 eine unabhängige Beratung an, bei der die Familie in die Prozesse miteinbezogen wird und Sabrina und ihren Eltern die Möglichkeiten und Perspektiven eröffnet werden. Dann will die Familie einen Antrag auf Eingliederungshilfe stellen, um Unterstützung für die Themen Hygiene/Sexualentwicklung und Freizeitgestaltung von der Autismusambulanz zu bekommen. Sofern später (nach Erfüllen der Schulpflicht) eine Arbeitstätigkeit in einer Werkstatt für behinderte Menschen aufgenommen werden und/oder eine Eingliederung in eine besondere (stationäre) Wohnform erfolgen soll, wäre ein Antrag auf Rehabilitationsleistungen bzw. Eingliederungshilfe zu stellen. Sobald Sabrina Leistungen der Eingliederungshilfe bezieht, gelten ergänzend zu den Vorschriften des Teilhabeplans die Vorschriften zur Gesamtplanung. Je nachdem, in welchem Bundesland dann Sabrina wohnt, würde ein Bedarfsermittlungsverfahren angewandt werden – in dem sie und für sie spezifisch gefragt wird, was sie erreichen, was sie verbessern und wo sie sich in einem Jahr sehen möchte.

Im gesamten Prozess ist der Mensch, um den es geht, miteinzubeziehen und mit seinen Wünschen, Vorstellungen sowie Zielen in den Mittelpunkt zu stellen. Die neue Gesetzgebung fordert eindeutiges Mitbestimmungsrecht und Partizipation für die Antragstellenden. Die teilweise bürokratisch erscheinenden neuen Strukturen und Richtlinien mögen auf den ersten Blick den Eindruck eines „Mehraufwandes" vermitteln. Diese Umstrukturierung kann auf der anderen Seite jedoch die Chance und Möglichkeiten zur partizipativen Mitbestimmung mit sich bringen. Unabhängig von den gesetzlichen Regelungen und Einhaltung der vorgeschriebenen Planungen kommt es jedoch vielmehr auf die Haltung an, die eine lebensweltorientierte und personenzentrierte Sichtweise mit sich bringt.

Merke

- Beratungspflicht der Leistungsträger gegenüber Antragstellenden → „Peer Counseling".
- Ein Rehabilitationsantrag genügt, um Leistungen von unterschiedlichen Rehabilitationsträger zu erhalten → Leistungskoordination.
- Ob ein Teilhabe- oder Gesamtplan zum Tragen kommt, differenziert sich im Beratungsprozess aus.
- Sobald Leistungen von mehreren Rehabilitationsträgern in Anspruch genommen werden sollen, muss ein Teilhabeplan erstellt werden.
- Wenn von der Erstellung eines Teilhabeplans abgesehen werden soll, dann kann dieser dennoch auf Wunsch des/der Einzelnen durchgeführt werden.
- Sobald Leistungen der Eingliederungshilfe beansprucht werden sollen, gelten ergänzend zu den Vorschriften des Teilhabeplanverfahrens die Vorschriften für die Gesamtplanung.
- Bei der Gesamtplanung in der Eingliederungshilfe muss ein Instrument zur Ermittlung des Bedarfes verwandt werden, welches sich an der ICF orientiert.

13 Herausforderungen und Chancen beim Arbeiten mit der ICF

ICF-orientiertes Arbeiten bietet sicherlich Herausforderungen, aber es bietet auch große Chancen für alle Beteiligten, Menschen mit ASS sowie Akteur:innen. Neue Strukturen und Regelungen erfordern stets ein Umdenken und eine Umorientierung der bisherigen Arbeitsweise beziehungsweise bisheriger Arbeitsabläufe.

Herausforderungen können unter anderem die Veränderung des Status Quo bedeuten, dies ist nicht selten mit Ängsten verbunden, die durch diese Änderungen entstehen können. Für Führungskräfte bedeutet das, ein „Change Management" entsprechend vorzubereiten, durchzuführen und unberechtigte Ängste zu nehmen. Welche weiteren Herausforderungen sind zu sehen:

- Schulung der Professionellen in den Bereichen Gesundheit, Soziales und Pädagogik mit dem „Werkzeug ICF" und den „neuen" Herangehensweisen (Personenzentrierung und Partizipation)
- Kooperation sowie Kommunikation mit Netzwerkpartnern und die Berücksichtigung der Infrastrukturen im jeweiligen Sozialraum
- Personenzentrierung und fachliche Perspektive zusammenbringen
- Selbstbestimmung und Partizipation bei Kindern und erwachsenen Menschen mit Einschränkungen in der Kommunikation und/oder der Intelligenz

Um Fachkräfte für ein ICF-orientiertes Arbeiten in der beruflichen Praxis vorzubereiten, wird meistens eine zweitägige Weiterbildung empfohlen. Dies bietet die Möglichkeit, dass Fachkräfte das bio-psycho-soziale Modell kennenlernen und dessen Anwendung praxis- und fallorientiert außerhalb der beruflichen Praxis einüben und – gemeinsam mit anderen Fachkräften – reflektieren können. Gerade die Umsetzung von Personenzentrierung und Partizipation in der beruflichen Praxis wird durch ein solches Vorgehen erleichtert.

Eine verbesserte Kooperation der unterschiedlichen Akteurinnen und Akteure im Sozialraum, dies kann eine Stadt, der Landkreis, das Einzugsgebiet, das Bundesland oder Deutschland sein, kann durch ein miteinander abgestimmtes ICF-orientiertes Arbeiten befördert werden. Dies ermöglicht nicht nur eine Ressourcenschonung im Sinne einer (zeit-) ökonomischen Optimierung der Abläufe, sondern kann die Arbeitszufriedenheit bei gelingender interdisziplinärer Zusammenarbeit – sowohl intrainstitutionell als auch interinstitutionell – steigern.

Auch bislang gab es immer wieder unterschiedliche Einschätzungen von Unterstützungssuchenden und Anbietern von Leistungen. Die unterschiedlichen Perspektiven (Personenzentrierung vs. fachliche Perspektive) sind also nicht erst mit ICF-orientiertem Arbeiten offensichtlich geworden. Neu ist lediglich, dass mit dem Primat der Selbstbestimmung und Teilhabe ein „Aushandeln" eines gemeinsamen Weges in der Beratung, Diagnostik oder Unterstützungsplanung partizipativ und transparent gestaltet und dokumentiert werden muss. Der Vorteil eines solchen Vorgehens ist (für die Fachkraft), dass die Person (meist) eine stärkere Eigeninitiative einbringen wird (als vielleicht bislang).

Selbstbestimmung und Partizipation ist jedoch eine besondere Herausforderung bei Kindern und erwachsenen Menschen mit Einschränkungen in der Kommunikation und/oder der Intelligenz. Sofern Menschen sich nicht selbst (ausreichend) äußern können, müssen deren Personensorgeberechtigte miteinbezogen und gehört werden.

Bei der Ermittlung von Wünschen und Zielen sind in Zukunft – wahrscheinlich mehr als bisher – kreative Ideen und Lösungen gefragt. Auf dem Weg dorthin bietet die ICF-orientierte Arbeitsweise die Möglichkeit einer verbesserten Kommunikation zwischen den Fachkräften und mit den Fachkräften für die Person mit Beeinträchtigung, da die ICF eine (einfache) gemeinsame Sprache bietet und damit die Kommunikation und Abstimmung erleichtern kann.

Die Einführung ICF-orientierter Arbeitsstrukturen sollte im Team gemeinsam vorbereitet werden. Dabei sind die bestehenden Strukturen und Prozesse zu beachten. Hilfreich kann die Miteinbeziehung des Qualitätsmanagements sein; ein solches Vorgehen integriert ICF-orientiertes Arbeiten in den beruflichen Alltag („Umbau statt Anbau").

Merke

- Umorientierung und Umdenken ist für eine personenzentrierte Arbeitsweise notwendig.
- „Change Management"-Prozesse werden für Führungskräfte für eine gelingende Umsetzung der Änderungen unabdingbar („Umbau statt Anbau").

- Durch ICF-orientiertes Arbeiten kann die Kommunikation zwischen den Professionen und mit der unterstützungssuchenden Person erleichtert werden.
- Herausforderungen verlangen kreative Lösungen, wie zum Beispiel die Arbeit über Piktogramme oder die Verwendung der einfachen Sprache.
- Chancen liegen in einer effizienten Arbeitsweise, der Personenzentrierung, dem interdisziplinären Austausch sowie einer ganzheitlicheren Sichtweise auf und gemeinsam mit dem Menschen, um den es geht.

III Praxisbeispiele

Hinweise der Autor:innen zu den Praxisbeispielen

In allen Kasuistiken ist beim Gesundheitsproblem „Autismus-Spektrum-Störung“ (ASS) benannt, auch wenn im Textbeispiel eine ICD-10-Diagnose als Tiefgreifende Entwicklungsstörung verwandt wurde.
Die praktische Anwendung der ICF ist auch ohne die Aufführung der Kodes gut möglich. Die Beschreibung und Zuordnung der Inhalte zu den entsprechenden Komponenten ist für die Anwendung des bio-psycho-sozialen Modells ausreichend.
In den dargestellten Fallbeispielen sind die Kodes aus didaktischen Gründen zusätzlich dargestellt, da so das Wissen um die Anwendungsmöglichkeiten der ICF vertieft und die Kodes sowie deren Bedeutung nachgeschlagen werden können.
Die Autor:innen vertreten die Ansicht, dass „so wenig wie möglich“ kodiert werden sollte. Zudem bleibt zu betonen, dass es viel mehr auf die personenzentrierte Haltung und die Philosophie der ICF in ihrer Anwendung ankommt.

Gitta: 3 Jahre

Gitta ist jetzt drei Jahre alt und lebt mit ihrer Familie in einem Einfamilienhaus in der Nähe einer Großstadt (12 km entfernt). Die Schwester Elvira ist sieben Jahre alt und besucht die zweite Klasse der Regelgrundschule am Ort. Elvira kommt in der Schule gut zurecht und ist sozial gut eingebunden. Die Oma väterlicherseits wohnt mit im Haus (Einliegerwohnung). Die Großeltern mütterlicherseits wohnen 400 Kilometer entfernt. Die Familie hat zwei eigene Autos. Der Vater arbeitet als freiberuflicher Ingenieur, die Mutter ist Pharmazeutisch-technische Assistentin und arbeitet als Teilzeitkraft in einer Apotheke. Am Wohnort ist die Familie vernetzt, es gibt gute Kontakte zu den Nachbarn und Freunden. Elvira hat in der Klasse Freundinnen und wird zu Hause oft besucht. Gitta hat am Wohnort keine Freundinnen, mit denen sie gerne spielt.

Gitta wurde nach einer unkomplizierten Schwangerschaft in der 38. Schwangerschaftswoche von ihrer Mutter zur Welt gebracht. Die Schwangerschaft verlief nach Aussage der Mutter unkompliziert. Die Mutter schildert, dass – im Vergleich zu Elvira – Gitta kaum Blickkontakt im frühen Säuglingsalter suchte und oft unzufrieden wirkte. Auf den Arm nehmen und „kuscheln“ mochte sie nicht.

Die Kinderärztin kennt Gitta bereits seit der ersten Lebenswoche (Vorsorgeuntersuchung U2). Aufgrund einer motorischen Entwicklungsverzögerung und der Auffälligkeiten beim Körperkontakt hatte die Kinderärztin eine Physiotherapie (mit dem Schwerpunkt Sensorische Integration) im Alter von neun Monaten empfohlen. Nach dem Laufen-Lernen (22 Monate) wurde die Therapie beendet. Aufgrund einer Sprachentwicklungsverzögerung empfahl die Kinderärztin bei der U7 (im Alter von zwei Jahren) die Einleitung einer Frühförderung. Die heilpädagogische Frühförderung findet seitdem einmal in der Woche statt; die Frühförderin besucht die Familie zu Hause. Der Versuch, Gitta zusätzlich in eine Kleingruppe in der Frühförderstelle (Eltern-Kind-Gruppe) zu nehmen, gestaltete sich schwierig. Gitta war bei den drei Terminen sehr irritiert, unruhiger als sonst, schrie und zeigte an, dass sie den Ort verlassen wollte. Mit dem Verlassen des Raumes beruhigte sich Gitta schnell. Die Frühförderin sagte der Mutter bei der nächsten Förderstunde, dass Gitta damit auch gezeigt hat, was ihr hilft und was sie braucht in diesem Moment einer Reizüberflutung.

Eine Vorstellung im Sozialpädiatrischen Zentrum (SPZ) bei unklarer Entwicklungsstörung erfolgte auf Anraten der Kinderärztin; eine umfassende Diagnostik wurde empfohlen und dann auch von den Eltern befürwortet. Abschließend zeigte die interdisziplinäre Diagnostik (einschließlich ADOS und ADI-R) das klinische Bild einer Autismus-Spektrum-Störung (hier: Frühkindlicher Autismus). Eine Ursache für die Entwicklungsstörung konnte nicht gefunden werden. Den Eltern wurde die Diagnose ausführlich erläutert und es wurden Möglichkeiten der Förderung und Therapie aufgezeigt.

Weiterhin besteht bei Gitta eine deutliche qualitative Beeinträchtigung der sozialen und kommunikativen Interaktion. Gitta zeigt Wortneubildungen, Echolalie und eine wenig melodische Intonation beim Sprechen. Sie kommentiert ihr Spiel selten mit Sprache. Am liebsten spielt sie mit ihren Holzbauklötzen, baut Türme und Reihen. Wegräumen oder Umräumen ihrer Bauten führen bei Gitta oft zu Wutausbrüchen, Weinen und Kopfschlagen auf den Boden. Beim Bauen scheint sie in ihr Spiel versunken, manchmal über Stunden, und reagiert meist nicht auf Ansprache. Ihre Eltern sind trotzdem zufrieden, dass sie eine Tätigkeit hat, die sie ausdauernd und konzentriert wahrnimmt. Die Mutter beschreibt sie als willensstarkes Kind. Beim Spielen mit den Klötzen sortiert Gitta die Holzbausteine meist nach Farbe, Form und Größe. An manchen Tagen ist es besonders deutlich, dass sie die Bausteine zur Nase führt und an ihnen riecht; dieses Verhalten ist seit vielen Monaten zu beobachten. Sie spielt ausschließlich alleine. Ihre Schwester toleriert sie beim Spiel, sie geht aber keine direkte Interaktion mit ihr ein. Körperkontakt mit ihren Eltern mag Gitta weiterhin nicht gerne. Sie schaut gerne Fernsehen, am liebsten Zeichentrickfilme mit deutlichen optischen Effekten; diese bringen sie oft zum Lachen. Sie wirkt weiterhin „überempfindlich“ bei Körperkontakt. Duschen und Waschen lehnt sie oft ab, weint oft dabei. „Rausgehen“ mag Gitta nicht besonders, dies macht die Freizeitgestaltung der Familie oft zu einer Herausforderung. Sie erschreckt sich bei plötzlich auftretenden Geräuschen (Menschen, Tiere, Fahrzeuge etc.), hält sich dann oft die Ohren zu und beginnt wegzulaufen. Wenn Sie von den Eltern festgehalten wird, schreit sie laut.

Ihr Schlafverhalten ist unregelmäßig, einzuschlafen gelingt ihr in den letzten Monaten meist gut (mit festgelegten Ritualen am Abend); seit drei Monaten wacht sie aber jede Nacht zwischen zwei und drei Uhr morgens auf und geht dann in das Wohnzimmer zum Spielen (Bauklötze). Das Wieder-zu-Bett-Bringen führt oft zu Konflikten (in der Nacht).

Die Eltern haben einen Antrag auf einen Schwerbehindertenausweis gestellt sowie eine Aufnahme in die Pflegeversicherung. Gittas Eltern empfinden die Beratung und den Austausch mit der Frühförderin sehr hilfreich. Ihre Tochter hatte nach vielen Wochen die Frühförderin „akzeptiert“. Auf Spielangebote und Angebote zum Kommunizieren geht Gitta in der Frühförderung zwar unregelmäßig und wenig ausdauernd, aber doch zunehmend ein. In den letzten Wochen haben sich die Eltern mit der Frühförderin die Kindergärten in Wohnortnähe angesehen (Regelkindergarten, Inklusions-Kita und Heilpädagogischer Kindergarten). Die Eltern haben sich nach langem Überlegen für den Heilpädagogischen Kindergarten entschieden und sie dort angemeldet; eine Eingliederung soll in vier Monaten im Sommer (1. August) erfolgen. Seitens des Kindergartens wurde angeregt, im Verlauf eine Fachkraft für Unterstützte Kommunikation zur Beratung einzubeziehen. Ob die Eltern den Fahrdienst in Anspruch nehmen möchten, ist noch nicht entschieden.

ICF-Strukturierung

Aus didaktischen Gründen sind die Inhalte aus dem Text komplett in die Übersicht genommen worden. Deshalb sind an dieser Stelle mehr als die von der WHO empfohlenen Kodes (Items) aufgeführt.

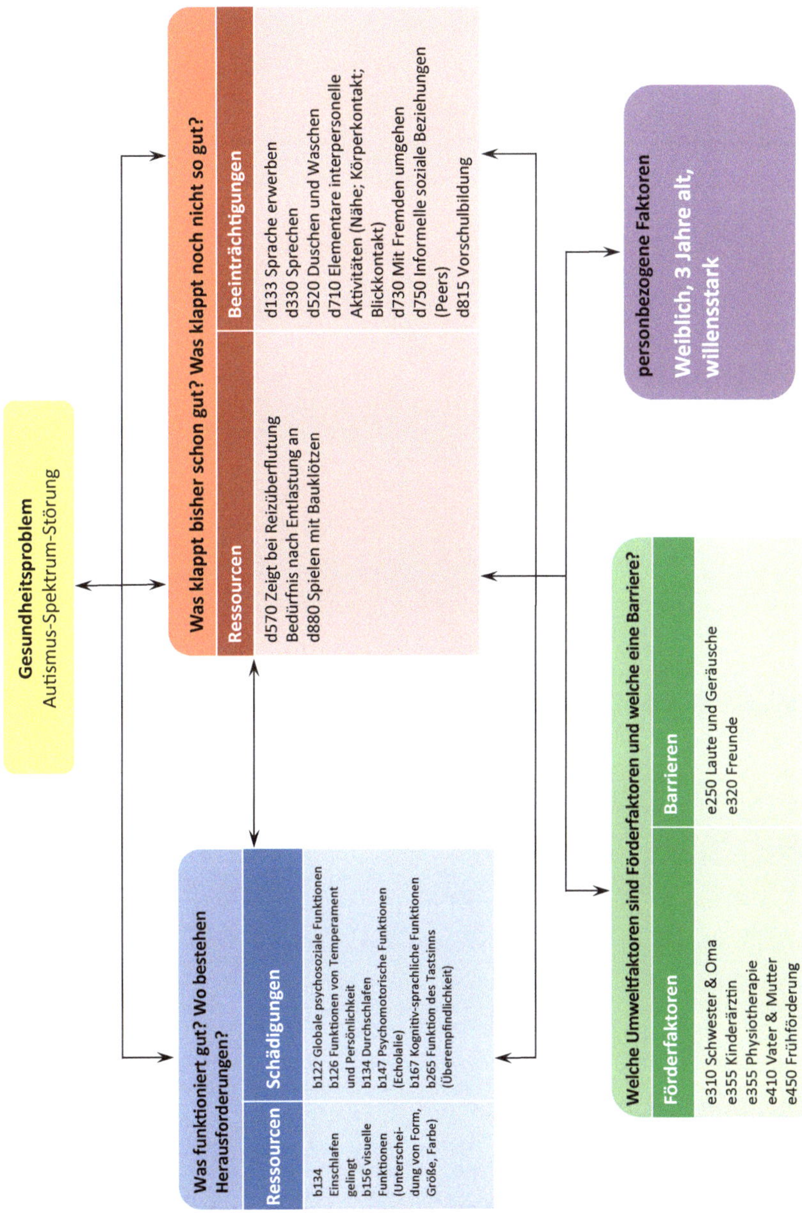

Gitta

Netzwerkkarte

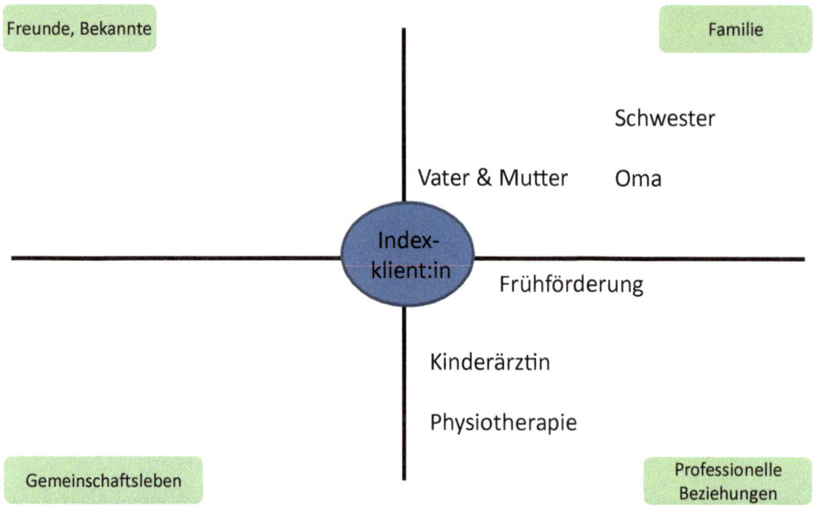

Personbezogene Betrachtung

„Nein raus."

„Bauen"

„Fernsehen."

Mutter

„Es wäre toll, wenn wir für Gitta einen Platz im heilpädagogischen Kindergarten bekommen, so werden wir ein Stück weit entlastet, und Gitta lernt andere Kinder kennen, mit denen sie spielen kann."

Interdisziplinäre Betrachtung

Frühförderin

„Ich denke, dass Gitta der Besuch eines Kindergartens neue Chancen und Lernfelder eröffnet. So kann sie sich an andere Kinder gewöhnen und neue Kontakte aufbauen. Auch wenn dies seine Zeit in Anspruch nehmen mag, ist der Effekt dessen von großem Wert. Weiterhin werden Gitta die Bildkarten helfen, eine Struktur für sich zu finden und ihre Umwelt zu verstehen. Dies braucht lediglich mehr Zeit und Geduld."

Kinderärztin

„Gitta ist weiterhin im Alltag sehr eingeschränkt und kann ihr Entwicklungspotenzial bislang nicht ausreichend entfalten. Ich hoffe, dass die Eingliederung im heilpädagogischen Kindergarten gut gelingt und sie sich dort wohlfühlt."

Wechselwirkungen zu „Sprache erwerben“ (d133)

An dieser Stelle sind *mögliche* Wechselwirkungen vorgestellt; weitere Wechselwirkungen könnten beschrieben werden. Aus didaktischen Gründen sind alle Inhalte, die an dieser Stelle nicht aufgeführt werden, aus der Übersicht entfernt worden. Wechselwirkungen sind Hypothesen, die im interdisziplinären Diskurs Berücksichtigung finden.

a) Wechselwirkungen mit Körperfunktionen:
   Unter anderem durch die Beeinträchtigung der kognitiv-sprachlichen Funktionen (b167) fällt es Gitta schwer, eine Sprache zu erwerben. Andersherum beeinflusst die Fähigkeit, sich eine Sprache anzueignen, auch den Ausbau der kognitiv-sprachlichen Funktionen.

b) Wechselwirkungen mit dem Kontext:
   Die positive und zugewandte Einstellung der Fachkraft für Frühförderung (e450) unterstützt Gitta dabei, eine Sprache zu erwerben. Die Fachkraft selbst und ihre Motivation werden ebenfalls durch Fortschritte in der Therapie gestärkt.

c) Wechselwirkungen mit anderen Lebensbereichen:
   Zu Sprechen (d330) hat maßgeblichen Einfluss darauf, eine Sprache zu erlernen. Umgekehrt hat das Sprechen-Üben ebenfalls einen großen Einfluss darauf, eine Sprache zu erwerben.

Wechselwirkungen: d133

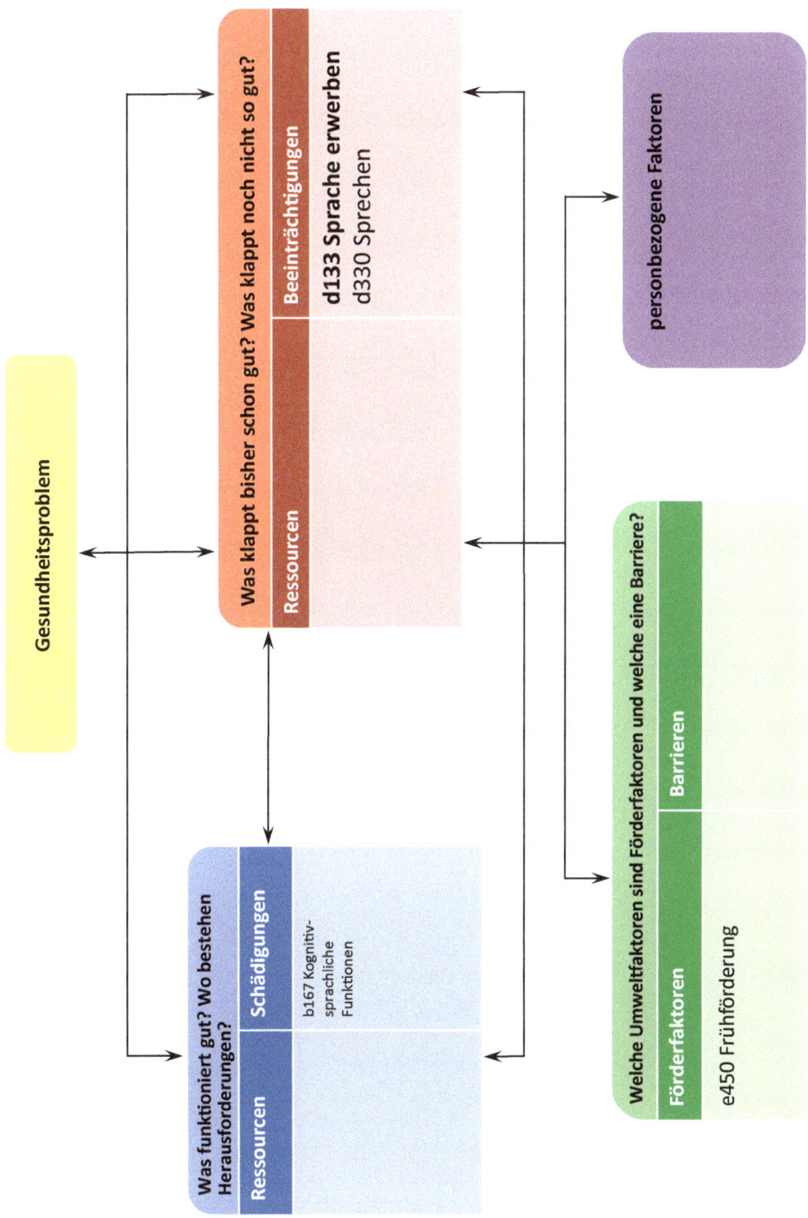

Veränderungswunsch	„Es wäre toll, wenn wir für Gitta einen Platz im heilpädagogischen Kindergarten bekommen, so werden wir ein Stück weit entlastet." (Gittas Mutter)	„Gitta lernt im Kindergarten andere Kinder kennen, mit denen sie spielen kann." (Gittas Mutter)
Angesprochene Lebensbereiche	d815 Vorschulbildung	d815 Vorschulbildung d750 Informelle soziale Beziehungen (Peers)
SMARTe Ziele	1) Gitta besucht in vier Monaten den heilpädagogischen Kindergarten (d815).	2) Gitta nimmt bis zum Jahresende (in 8 Monaten) im Kindergarten Kontakt mit anderen Kindern in der Gruppe auf (d750, d815).

Maßnahmenplan	Ziel 1) Gitta besucht in vier Monaten den heilpädagogischen Kindergarten.	
Wer ist verantwortlich?	**Was?**	**Bis wann?**
Eltern	Klären, ob Fahrdienst Gitta morgens zum Kindergarten bringen soll	In 8 Wochen
Erzieher:in und Mutter	Gespräch: Planung der Eingewöhnungsphase	In 10 Wochen
Eltern	Bereiten Gitta morgens auf den Kindergarten vor	In 4 Monaten
Erzieher:in und Mutter	Durchführung der Eingewöhnungsphase	In 4 Monaten
Erzieher:in	Baut Beziehung zu Gitta auf	In 4 Monaten

Maßnahmenplan	Ziel 2) Gitta nimmt bis Jahresende (in 8 Monaten) im Kindergarten Kontakt mit anderen Kindern in der Gruppe auf.	
Wer ist verantwortlich?	**Was?**	**Bis wann?**
Erzieher:innen	Begleiten täglich Spielangebote mit anderen Kindern und Gitta zusammen	In 8 Monaten
Bezugspädagog:in und Eltern	Reflexionsgespräch zum Thema	In 8 Monaten

Yannik: 7 Jahre

Yannik lebt mit seiner Familie in einem Einfamilienhaus am Ortsrand einer Kleinstadt. Er hat zwei ältere Brüder im Alter von 12 und 14 Jahren. Moritz (12 Jahre) hat ein Aufmerksamkeitsdefizitsyndrom und Marius (14 Jahre) eine Lese-Rechtschreibstörung.

Yannik begann früh zu sprechen; mit vier Jahren sagte seine Oma, dass er „ja wie ein Professor spreche". In der Kommunikation sowie der Beziehungsgestaltung gab es seit dem Kleinkindalter deutliche Auffälligkeiten. Der Kinderarzt empfahl deshalb eine weitere Abklärung im Sozialpädiatrischen Zentrum (SPZ). Dort wurde im Alter von fünf Jahren die Diagnose einer Autismus-Spektrum-Störung gestellt (zu dieser Zeit als Asperger-Autismus). Die Fachkräfte aus dem SPZ empfahlen auch die Aufnahme einer Frühförderung. Die Frühförderung wurde bis zur Einschulung, in die wohnortnahe Regelgrundschule, fortgesetzt. Die Mutter ist sehr liebevoll und verständnisvoll im Umgang mit Yannik; der Vater wirkt etwas distanzierter. Die Beziehung von Yannik zu seinen Eltern wirkt vertraut. Mit den älteren Brüdern sucht er den Kontakt, diese finden ihren jüngeren Bruder aber zunehmend „unangenehm und peinlich". Im Erstkontakt ist Yannik ein zurückhaltender Junge. Ein schneller Zugang zu ihm ist möglich, wenn seine Interessen Berücksichtigung finden. Sein Hauptinteresse sind naturwissenschaftliche Themen (Pflanzen und Pflanzenwachstum). Die Mutter sagt, sein Perfektionismus stehe ihm manchmal im Weg.

Jetzt besucht Yannik seit sechs Wochen die zweite Klasse. Yannik mag Videospiele; diese hat er durch seine Brüder früh kennengelernt. Yannik liebt es „zu bestimmen", hat aber Schwierigkeiten, vorgegebene Regeln zu befolgen. Er mag es nicht, wenn diskutiert wird; das verunsichere ihn, sagt seine Schulbegleitung. Er ist sehr ungeduldig, wenn er warten muss; zum Beispiel wenn eine Person nicht direkt für ihn verfügbar ist. Dies hat sich aber schon deutlich gebessert, wenn klare und für ihn verständliche Anleitungen benutzt werden, ergänzt von Bildkarten. In der Kommunikation gibt es viele Missverständnisse. Dies liegt oft daran, dass er andere nicht gut versteht und nicht immer sicher weiß, was gemeint ist. Bei der Frage: „Wie war es in der Schule?", sagt Yannik seiner Mutter z. B. „gut" und beendet damit die Konversation. Sein Blickkontakt im Gespräch ist inkonstant; er hat gelernt, dass andere Menschen im Gespräch angeschaut werden sollten. Die Mimik und Gestik wirken für Außenstehende in der Kommunikation mit Yannik oft „unpassend“. Er „nuschele“ beim Sprechen, spreche das „s“ und „sch“ nicht sauber aus; aus diesem Grund hat der Kinderarzt eine Vorstellung bei der Logopädin vorgeschlagen.

In der Schule gibt es Situationen, die (nach Einschätzung der Lehrerin) Überforderungen anzeigen, beispielsweise wenn es in der Klasse lauter wird, dann springt er manchmal auf und läuft aufgeregt durch die Klasse. Einmal hat er in einer solchen Situation auch den Stuhl zur Seite geworfen. In solchen Situationen verlässt Yannik mit seiner Schulbegleitung den Klassenraum. Im „Auszeit-Raum“ (gleicher Flur) kann sich Yannik meist gut innerhalb einer halben Stunde beruhigen. Insgesamt kann er nicht gut mit Stress umgehen; es kann sogar dazu kommen, dass er andere Kinder tritt, wenn er sich nicht mehr gut steuern kann. Im häuslichen Bereich schreie er in ähnlichen Situationen sehr laut, werfe sich manchmal auf den Boden. In der Schule wird er von den anderen Kindern in der Klasse toleriert; feste Freundschaften gibt es nicht. Er wird nicht zum Geburtstag eingeladen. Seiner Einladung zum Geburtstag sind zwei Kinder gefolgt. Die Schulbegleitung hilft Yannik in der Schule bei der Verhaltensregulation, bei der Strukturierung des Arbeitsplatzes und der Aufgaben sowie der Begleitung aus dem und in den Klassenraum. Er hat deutliche Schwierigkeiten beim Lesen- und Schreiben-Lernen. Die Lehrerin hat benannt, dass Yannik eine Lese- und Rechtschreibstörung haben könne. Der sprachfreie Intelligenztest im Alter von sechs Jahren zeigte einen Gesamt-IQ von 130. Er kann sich schlecht in die Gefühls- und Gedankenwelt anderer Personen hineinversetzen.

Er bewältigt den Schulweg alleine; für den Weg braucht er zehn Minuten zu Fuß. Die Mutter arbeitet in Teilzeit und ist zu Hause, wenn Yannik nach Hause kommt. Die beiden machen die Hausaufgaben zusammen; das klappt oft nicht gut. Seine Motivation für die Hausaufgaben und die Einsicht, Themen zu vertiefen, erscheinen eingeschränkt. Er kann nicht verstehen, dass er für einige Fächer mehr üben muss als für andere. Er erwartet von sich, dass er eine neue Aufgabe sofort richtig macht. Wenn er etwas schon kann, möchte er zu Hause keine Aufgaben mehr dazu machen.

Es bestehen seit dem frühen Kleinkindalter Einschlafstörungen, so gut wie jeden Abend. Die Pädagogin aus der Autismusambulanz unterstützt die Familie beim Finden von Alltagsstrukturen und hat geholfen, Rituale einzuführen. Für den Abend hat sich bewährt, dass ein gleicher und für Yannik berechenbarer Ablauf besteht (19 Uhr Abendessen, Zähneputzen, Umziehen, Mutter liest eine Geschichte vor – das Buchkapitel sucht Yannik aus –, dann hört er eine CD mit seiner Lieblingsmusik). Früher stand er mehrfach bis Mitternacht auf und lief dann durch das Haus. Dies hat den Schlaf aller Familienmitglieder beeinträchtigt. Zum Einschlafen gibt es eine bestimmte CD, die zu anderer Zeit am Tag nicht gespielt werden darf.

Yannik ist recht selbstständig; zu Hause kann er fast alles alleine erledigen. Auch sein Zimmer hält er alleine in Ordnung. Allerdings kann Yannik sehr wütend werden, wenn jemand anderes in seinem Zimmer seine Ordnung ändert. Die Mutter sagt, er habe eine taktile Überempfindlichkeit und Störungen beim feinmotorischen Handgebrauch (mit der Schere schneiden) und der Grobmotorik (Balancieren). Er isst nur bestimmte Nahrungsmittel (z. B. Äpfel nur aus dem eigenen Garten; nur runde Laugenbrötchen ohne Salz, Nudeln, Hähnchenfleisch).

Beim Gesellschaftsspiel versteht er die Wünsche und Situationen im gemeinsamen Spiel oft nicht. Er mag es nicht, umarmt oder sanft berührt zu werden. Ab und zu bittet er, fest gedrückt zu werden, aber nur von der Mutter, dem Vater und der Autismusförderin. Yannik neigt zur Verstopfung und trinke wenig, berichtet die Mutter.

Am Wohnort hat er einen Freund, den Nachbarsjungen Erik. Erik ist neun Jahre alt; die beiden kennen sich seit dem frühen Kleinkindalter. Gemeinsam spielen sie am liebsten mit Playmobil und dem Computer. Erik ist ein ruhiger und introvertierter Junge; der gerne den Vorgaben von Yannik folgt. Oft spielen die beiden zusammen, aber doch inhaltlich meist getrennte Inhalte (Playmobil, Computer). Yannik würde gerne regelmäßig das Technikmuseum in der nächsten Großstadt besuchen.

Am Nachmittag nimmt Yannik einmal in der Woche die autismusspezifische Förderung (bei Frau Wetter) in Anspruch. Hauptinhalte der Maßnahmen sind: Stress wahrnehmen und Lösungswege suchen, Beratung der Eltern, Kompensationsstrategien lernen. Den regelmäßigen Kontakt mit Frau Wetter mag Yannik sehr.

ICF-Strukturierung

Aus didaktischen Gründen sind die Inhalte aus dem Text komplett in die Übersicht genommen worden. Deshalb sind an dieser Stelle mehr als die von der WHO empfohlenen Kodes (Items) aufgeführt.

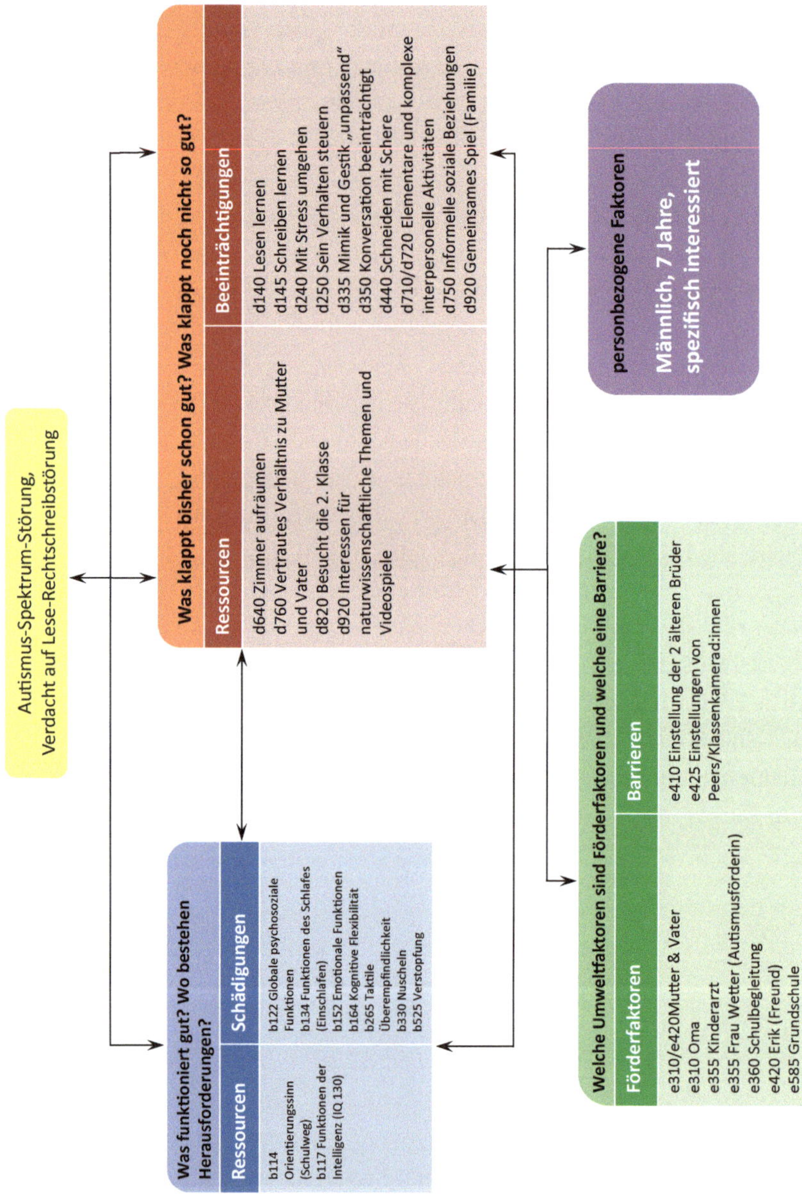

Yannik

Netzwerkkarte

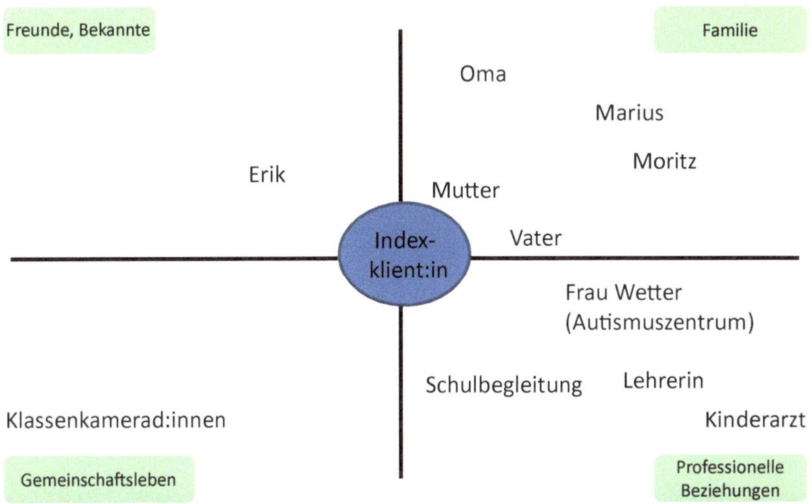

Personbezogene Betrachtung

„Außerordentlich gern würde ich das Technikmuseum besuchen. Zum Geburtstag wünsche ich mir die Jahreskarte."

„Die Schule finde ich oft anstrengend."

„Frau Wetter besuche ich gern. Sie versteht mich."

Interdisziplinäre Betrachtung

Frau Wetter
(Autismuszentrum)

„Yannik macht gute Fortschritte. Es ist wichtig, dass wir zusammen daran arbeiten und Strategien entwickeln, wie er für sich selbst mit Stress umgehen kann. Sowohl im schulischen als auch im familiären Kontext bringt dieses Thema die meisten Auseinandersetzungen mit sich."

Klassenlehrerin

„Yannik kommt in der Klasse den Umständen entsprechend gut zurecht.

Allerdings ist sein Verhalten in der Klasse manchmal für die anderen nicht tragbar.

Ich mache mir große Sorgen darüber, ob er das Klassenziel in Deutsch erreichen kann. Lesen und Schreiben machen ihm große Probleme."

Wechselwirkungen zu „Elementare interpersonelle Aktivitäten" (d710)

An dieser Stelle sind *mögliche* Wechselwirkungen vorgestellt; weitere Wechselwirkungen könnten beschrieben werden. Aus didaktischen Gründen sind alle Inhalte, die an dieser Stelle nicht aufgeführt werden, aus der Übersicht entfernt worden. Wechselwirkungen sind Hypothesen, die im interdisziplinären Diskurs Berücksichtigung finden.

a) Wechselwirkungen mit Körperfunktionen:
Durch die Abweichung der globalen psychosozialen Funktionen (b122) ist es Yannik erschwert, angemessen auf die Verhaltensweisen seiner Mitmenschen zu reagieren und diese einzuordnen (Theory of mind). Dies beeinflusst den Aufbau reziproker sozialer Interaktionen. Elementare interpersonelle Aktivitäten wirken sich wiederum auf die globalen psychosozialen Funktionen aus.

b) Wechselwirkungen mit dem Kontext:
Die distanzierte Einstellung seiner zwei älteren Brüder (e410) wirkt negativ auf den generellen Aufbau sozialer Beziehungen, da sie Yannik das Gefühl bzw. die Gedanken vermitteln können: „Mit mir stimmt etwas nicht, selbst meine Brüder wollen nichts mit mir zu tun haben". Yanniks „Anderssein" im Bereich der interpersonellen Aktivitäten wirkt sich auf die Einstellung der beiden Brüder aus, da sie ihnen das Gefühl vermitteln könnte: „Yannik hat sowieso kein Interesse an uns!". Eriks Einstellung hingegen ist für Yannik ein Förderfaktor, da die beiden Freunde sich so akzeptieren, wie sie sind, und dies hat auf die elementaren interpersonellen Aktivitäten einen förderlichen Einfluss.

c) Wechselwirkungen mit anderen Lebensbereichen:
Da Yannik die Wünsche seiner Mitspieler:innen beim Spielen von Gesellschaftsspielen (d920) nicht auf die Art und Weise wahrnehmen kann, wie sie es wünschen, kann der Ausbau elementarer interpersoneller Aktivitäten erschwert werden. Das gemeinsame Spielen zu üben, kann ebenfalls die interpersonellen Aktivitäten dahingehend beeinflussen, dass Wünsche und Regeln der Mitspieler:innen geachtet werden und Yannik einen anderen Umgang übt.

Wechselwirkungen: d710

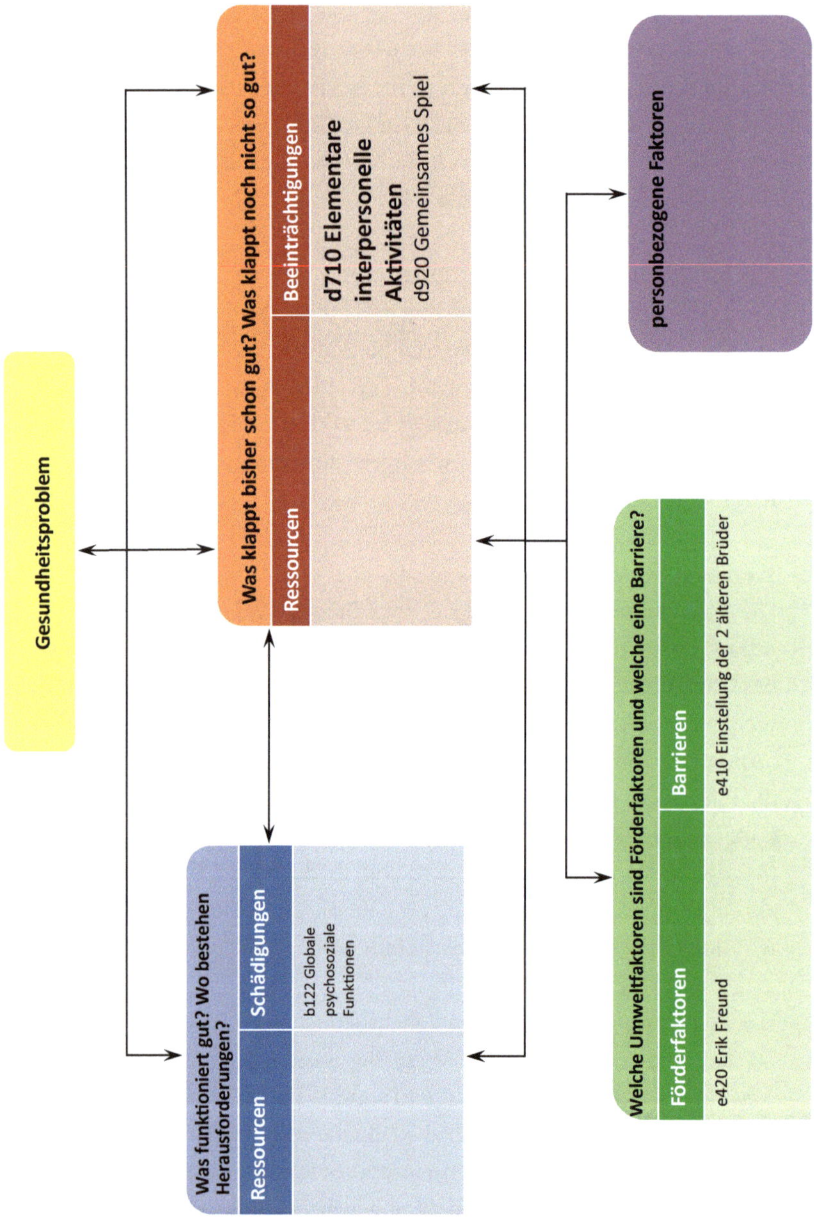

Veränderungswunsch	„Außerordentlich gern würde ich das Technikmuseum besuchen. Zum Geburtstag wünsche ich mir die Jahreskarte." (Yannik)	„Ich wünsche mir, dass Yannik sich in der Schule nicht mehr so viel aufregt und in die 3. Klasse versetzt wird." (Mutter)
Angesprochene Inhalte	d132 Informationen erwerben d350 Konversation d750 Beziehungen mit Peers d820 Schulbesuche d920 Freizeit (Museumsbesuch)	d240 Mit Stress umgehen d250 Verhaltenssteuerung d710/d720 Elementare und komplexe interpersonelle Aktivitäten d750 Beziehungen mit Peers d820 Schulbesuch
SMARTe Ziele	1) „Ich besuche einmal im Monat das Technikmuseum und berichte darüber im Morgenkreis in der Schule." (d350, d920)	2) „Ich erreiche das Klassenziel und werde in die 3. Klasse versetzt." (d820)

Maßnahmenplan	Ziel 1) „Ich besuche einmal im Monat das Technikmuseum und berichte darüber im Morgenkreis in der Schule."	
Wer ist verantwortlich?	**Was?**	**Bis wann?**
Yannik	Sagt seinen Eltern, dass er sich die Jahreskarte zum Geburtstag (Oktober) wünscht	In 1 Woche
Eltern	Schenken die Jahreskarte für das Museum und stellen Begleitung für die Besuche sicher	In 4 Wochen (zum Geburtstag)
Eltern und Yannik	Vereinbaren Termine für den Besuch des Museums	Jeden Monat
Eltern	Bereiten mit Yannik das Berichten über den Museumsbesuch für den Morgenkreis vor	Nach dem Museumsbesuch
Schulbegleitung	Organisiert mit Klassenlehrerin den Bericht von Yannik im Morgenkreis	In der Woche nach dem Museumsbesuch

Maßnahmenplan	Ziel 2): „Ich erreiche das Klassenziel und werde in die 3. Klasse versetzt."	
Wer ist verantwortlich?	**Was?**	**Bis wann?**
Schulbegleitung	Frühzeitiges Nutzen des „Auszeit-Raumes", bevor es zu Eskalationen kommt	Sofort
Klassenlehrerin	Erklärt den Kindern in der Klasse, dass der Auszeit-Raum keine Strafe, sondern eine Lösung darstellt	Sofort Bei Bedarf
Frau Wetter	Beratung der beiden Eltern zum Thema Verhalten und Umgang mit Stress	Sofort Monatlich
Eltern Yannik	Gemeinsames Anfertigen der Hausaufgaben	Sofort Schultäglich zu festen Zeiten, max. 30 Minuten
Frau Wetter	Terminabstimmung, Einladung und Moderation „Runder Tisch" mit Klassenlehrerin, Schulbegleitung, Eltern, Frau Wetter und Festlegen des weiteren gemeinsamen Vorgehens	In 5 Wochen
Klassenlehrerin	Bittet Eltern um Abklärung betr. Lese- und Rechtsschreibstörung bei fortbestehenden Schwierigkeiten beim Lesen- und Schreibenlernen	In 10 Wochen

Daniel: 10 Jahre

Daniel ist zehn Jahre alt und wohnt mit seinen Eltern am Stadtrand in einem Reihenendhaus, das einen kleinen Garten hat. Er besucht die vierte Klasse der wohnortnahen Grundschule. Daniel hat keine Geschwister. Beide Eltern sind berufstätig. Sein Vater arbeitet als Dachdecker bei der Stadtverwaltung (Vollzeit), seine Mutter ist als Einzelhandelskauffrau in Teilzeit in einem Supermarkt tätig. Seit dem ersten Schuljahr hat er einen Schulbegleiter (Herr Peters), der während der gesamten Schulzeit vor Ort in der Schule zur Verfügung steht.

Bei Daniel wurde im siebten Lebensjahr, als er die erste Klasse besuchte, die Diagnose eines atypischen Autismus gestellt. Seine Entwicklung erschien in den ersten drei bis vier Lebensjahren relativ unauffällig, zum Ende der Kindergartenzeit wurden Beeinträchtigungen in der Kommunikation und Interaktion mit den Kindern und dem Personal des Kindergartens immer deutlicher. Zusätzlich zu diesen Auffälligkeiten entwickelte sich eine Schlafstörung (zunächst problematisches Einschlafen, dann später auch eine Durchschlafstörung) im Verlauf. Seit dem letzten Kindergartenjahr wurden vermehrt auffällige Bewegungen der Finger und Hände beobachtet, was zunächst als vorübergehende Tic-Störung eingeordnet wurde. Im weiteren Verlauf zeigte sich, dass diese ungewöhnlichen Bewegungen der Hände und Finger komplexe Manierismen darstellten. Nachdem die niedergelassene Kinder- und Jugendpsychiaterin den Verdacht auf eine autistische Störung geäußert hatte, erfolgte auf ihren Rat hin ein dreiwöchiger stationärer Aufenthalt zur weiteren Diagnostik in einem spezialisierten Kinderzentrum, bei dem auch Eltern stationär mit aufgenommen werden können. Im Rahmen der weiterführenden Diagnostik wurde ein symptomatischer Autismus ausgeschlossen, dabei war eine Bildgebung des Kopfes mit einer Magnetresonanztomographie unauffällig.

Seit dem ersten Schuljahr bestehen die vorbeschriebenen Auffälligkeiten weiter (Schlafstörung, Manierismen der Finger und Hände, Beeinträchtigungen der Kommunikation und sozialen Interaktion). Die aktuelle Verlaufsuntersuchung bei der Kinderpsychiaterin bestätigte einen durchschnittlichen Intelligenzquotienten mit einem nonverbalen Testverfahren (SON-R 6–40). Daniel wird bislang täglich von seinen Eltern zur Schule gebracht und abgeholt. Daniel selbst kann sich nicht zuverlässig örtlich orientieren, der Weg zur Schule über knapp zwei Kilometer kann von ihm bislang nicht alleine bewältigt werden. Sowohl zu Hause als auch in der Schule wirkt Daniel oft sehr reizbar und launisch; seine Reaktionen sind für die Mitschüler:innen nicht gut einzuschätzen. Er selbst kann sich nicht gut in andere Menschen hineinversetzen. Die Interaktion mit anderen (Familie, Schulkinder, Lehrerin) ist deutlich beeinträchtigt. Daniel reagiert auf Ansprache und Aufforderung nicht in einer erwarteten Weise und vorhersagbar. Seine Aufmerksamkeit im Unterricht wird von seiner Lehrerin als zufriedenstellend beschrieben, ebenso seine Gedächtnisfunktion. Daniel trägt seit der zweiten Klasse eine Brille, die er gut akzeptiert. Beim Sport wirkt er bei grobmotorischen Anforderungen oft ungeschickt und unkoordiniert; seine Leistungen im Sportunterricht werden nicht bewertet.

Er wird seit der zweiten Klasse mit dem Förderschwerpunkt „soziale und emotionale Entwicklung“ beschult; die Klassen- und Fachlehrer erhalten von einer Förderschullehrkraft fachliche Beratung und Supervision. Den Leistungsanforderungen beim Lesen und Schreiben kann er meist entsprechen. Das Verstehen von Texten bereitet ihm Probleme. Änderungen von Abläufen, sei es im häuslichen Milieu oder in der Schule, können zu Autoaggressionen und Wutausbrüchen führen. Sein Verhalten kann Daniel dann über Minuten oft sehr schwer wieder herunterregulieren. Seine Eltern und Herr Peters können ihn in solchen Situationen gut lenken, sind diese Bezugspersonen nicht dabei, kann es zu Eskalationen kommen. Es sind deutliche Auffälligkeiten der nonverbalen und verbalen Kommunikation zu beobachten. Trotzdem ist festzuhalten, dass Daniel sich gegenüber seinen Eltern, seinem Schulbegleiter und zunehmend auch gegenüber seinen Mitschüler:innen ausdrücken kann. Den kurzen und prägnanten Ausdrucksformen seiner Eltern, von Herrn Peters und der Lehrerin kann Daniel meist gut folgen. Sofern Sprachbotschaften mit rhetorischen Elementen benutzt werden, kommt es oft zu Missverständnissen.

Die Selbstversorgung gelingt Daniel zu Hause altersentsprechend gut, jedoch müssen seine Eltern diese Abläufe kontrollieren und immer wieder auch anleiten. Daniel interessiert sich seit dem Kindergartenalter sehr für Legosteine und kann sich manchmal stundenlang damit beschäftigen und bauen. Meistens konstruiert er hausartige Gebilde. Beim letzten runden Tisch (Gesamtplanung) wurde deutlich, dass Daniel auch weiterhin die Schulbegleitung über die gesamte Unterrichtszeit hinweg benötigt. In sechs Wochen ist ein erneuter „Runder Tisch“ geplant, bei dem über die weitere Schullaufbahn gesprochen werden soll. Im Freizeitbereich gibt es bislang keine regelmäßigen Kontakte mit anderen Kindern. Sehr gerne besucht Daniel die Spielzeugabteilung im Kaufhaus und im Drogeriemarkt (mit einer großen Spielwarenabteilung). Dabei kann er längere Zeit in der Spielzeugabteilung verbringen. Seit einigen Wochen schaut er sich im Kaufhaus auch gerne die Computerspiele an und anderen Kindern beim Spielen derselben zu. Zum Geburtstag hat er sich jetzt ein Computerspiel (Spielkonsole) gewünscht.

Über die Selbsthilfegruppe haben die Eltern zu einer Familie Kontakt gefunden, die einen Jungen (Tobias) im ähnlichen Alter und mit gleichen Interessen haben. Sie wollen schauen, ob es den beiden gelingt, gemeinsam Dinge in der Freizeit zu unternehmen, zunächst mit Teilnahme der Eltern. Wenn Daniel einen Joystick in der Hand hat, wirkt er erstaunlich ruhig und zeigt dann keine Manierismen. Die Eltern sind über sein neues Interesse sehr erstaunt, sehen beim Thema Computer aber auch Chancen für Daniel.

ICF-Strukturierung

Aus didaktischen Gründen sind die Inhalte aus dem Text komplett in die Übersicht genommen worden. Deshalb sind an dieser Stelle mehr als die von der WHO empfohlenen Kodes (Items) aufgeführt.

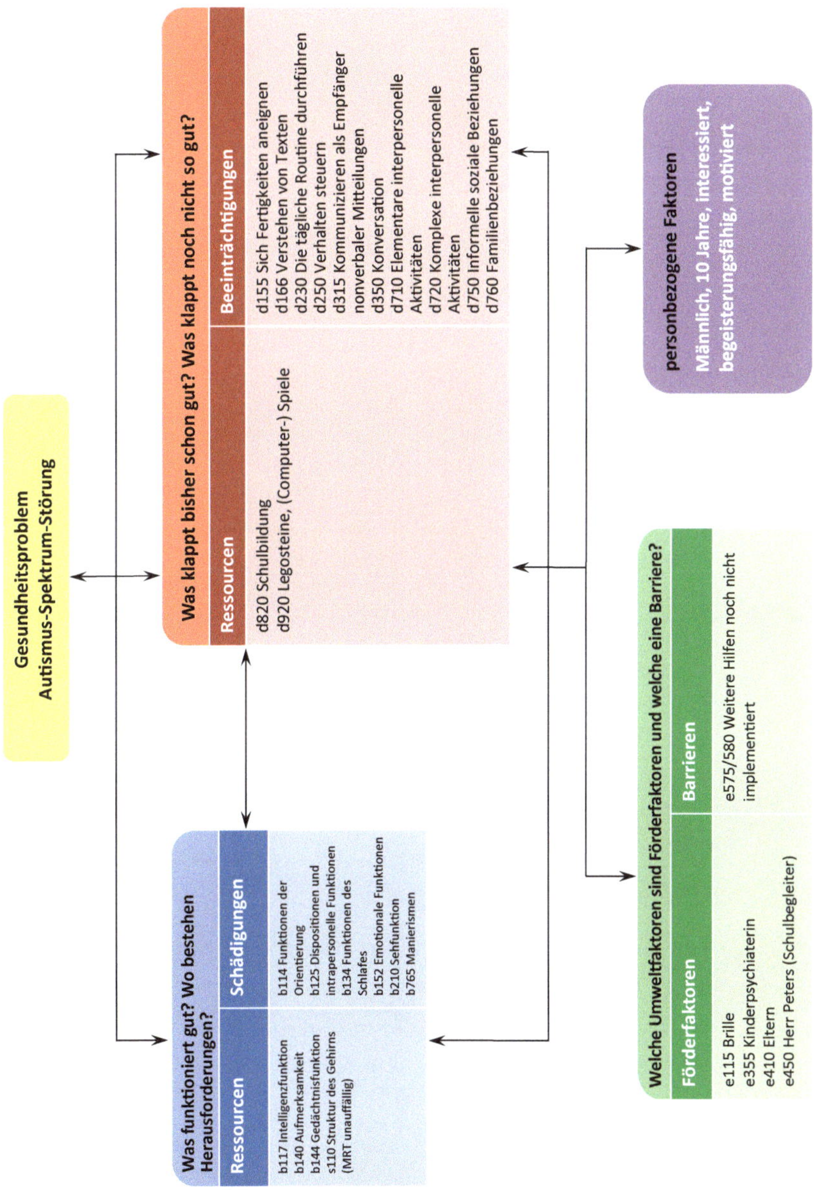

Daniel

Netzwerkkarte

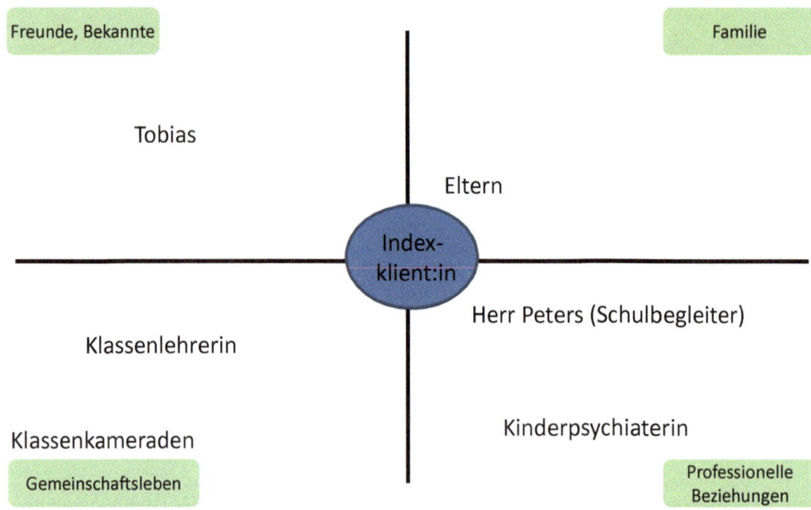

Personbezogene Betrachtung

„Ich mag gerne mit Legosteinen spielen. Ich hätte gern einen Freund, mit dem ich spielen kann. Computerspiele machen mir großen Spaß. Die verstehe ich gut. Manchmal weiß ich nicht, was andere Menschen von mir wollen und wie ich reagieren soll. Das gibt mir ein blödes Gefühl."

Interdisziplinäre Betrachtung

Schulbegleitung

„Ich begleite Daniel nun seit der ersten Klasse in der Schule. Wir kennen uns somit seit vier Jahren. In dieser Zeit haben wir uns gut aufeinander eingestellt – wir können mittlerweile gut zusammenarbeiten. Daniel ist im Unterricht und in den Pausen häufig reizbar und launisch. Seine Mitschüler:innen verunsichert dies, da sie nicht wissen, wie Daniel wohl reagiert. Ich denke, dass er weitere Hilfen benötigt."

Kinderpsychiaterin

„Daniel und seine Eltern waren zuletzt vor einem Monat bei mir. Sie berichteten von ausgeprägten Stimmungsschwankungen und von anhaltenden Schlafstörungen. Wir haben vereinbart, dass wir uns in vier Wochen wieder treffen. Ich habe ihnen einen Tagesplan zur Strukturierung sowie ein Schlaftagebuch mitgegeben. Ich habe den Eltern eine ausführliche Verlaufsdiagnostik in unserer sozialpsychiatrischen Ambulanz empfohlen. Danach müssen wir nach weiteren therapeutischen Hilfen schauen."

Wechselwirkungen zu „Schulbildung“ (d820)

An dieser Stelle sind *mögliche* Wechselwirkungen vorgestellt; weitere Wechselwirkungen könnten beschrieben werden. Aus didaktischen Gründen sind alle Inhalte, die an dieser Stelle nicht aufgeführt werden, aus der Übersicht entfernt worden. Wechselwirkungen sind Hypothesen, die im interdisziplinären Diskurs Berücksichtigung finden.

a) Wechselwirkungen mit Körperfunktionen:
   Wenn Daniel nicht gut geschlafen hat (b134 Funktionen des Schlafes), dann gibt es beim Schulbesuch mehr Schwierigkeiten. Wenn es in der Schule schöne Erlebnisse gab, dann schläft Daniel auch oft besser.

b) Wechselwirkungen mit dem Kontext:
   Sein Schulbegleiter (e450 Herr Peters) gibt Daniel viel Struktur während der Schule, sodass er dem Unterricht besser folgen und Aufgaben erledigen kann. Wenn Daniel Erfolgserlebnisse in der Schule hat (z. B. eine gute Note in der Schule), dann wirkt sich dies auch positiv auf Herrn Peters und seine Motivation aus.

c) Wechselwirkungen mit anderen Lebensbereichen:
   Wenn in der Schule unvorhergesehene Dinge passieren, ist es immer wieder schwierig für Daniel, sein Verhalten zu steuern (d250). Oft wird er dann reizbar und zeigt aggressives Verhalten. Sein Verhalten wirkt sich auch auf seine Schulbildung aus.

Wechselwirkungen: d820

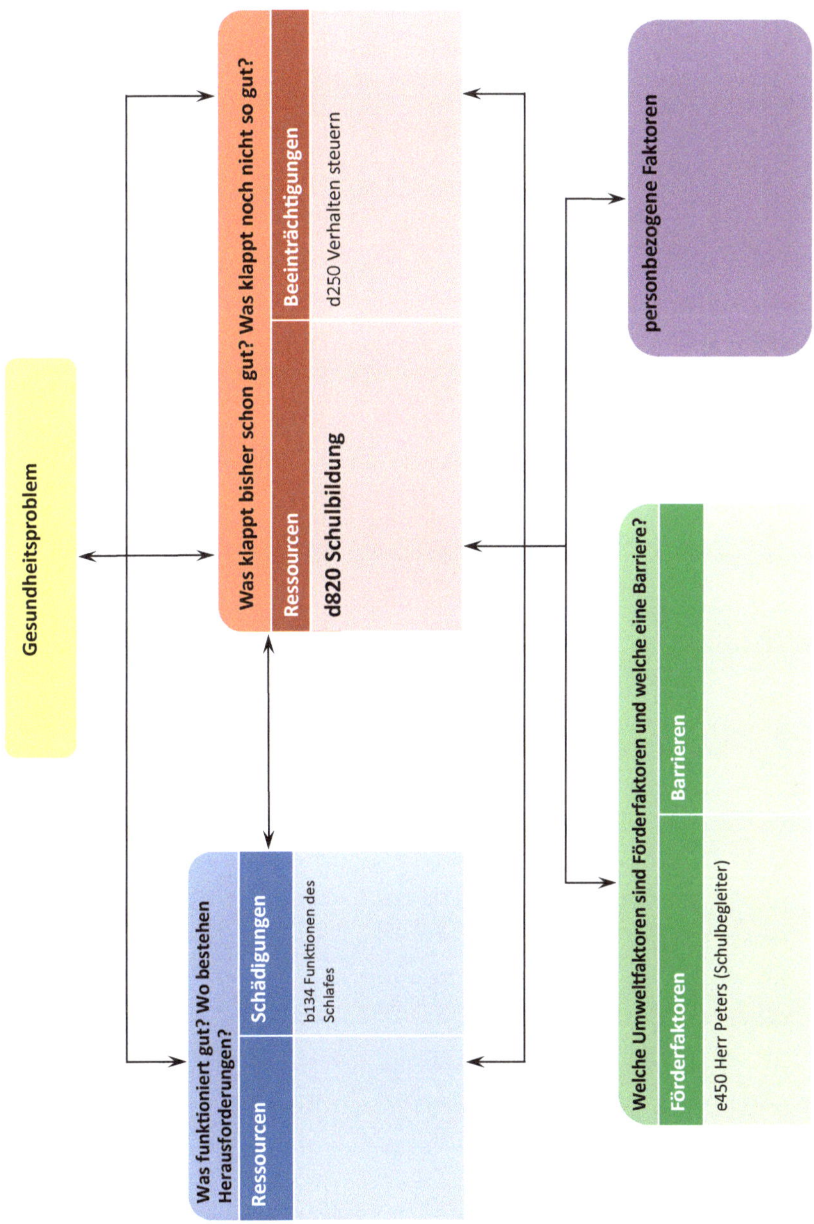

Veränderungswunsch	„Ich mag gerne mit Legosteinen spielen. Ich hätte gern einen Freund, mit dem ich spielen kann. Computerspiele machen mir großen Spaß. Die verstehe ich gut.“	„Manchmal weiß ich nicht, was andere Menschen von mir wollen und wie ich reagieren soll. Das gibt mir ein blödes Gefühl. Herr Peters sagt, das geht anderen mit mir auch so.“
Angesprochene Lebensbereiche	d155 Sich Fertigkeiten aneignen d350 Konversation d750 Beziehungen mit Peers d920 Spielen	d250 Verhalten steuern d315 Kommunizieren als Empfänger nonverbaler Mitteilungen d350 Konversation d710 Elementare interpersonelle Aktivitäten d720 Komplexe interpersonelle Aktivitäten d750 Informelle soziale Beziehungen d820 Schulbesuch
SMARTe Ziele	1) „Ich spiele einmal in der Woche am Nachmittag mit Tobias ein Computerspiel.“ (d750, d920)	2) „Bis spätestens Juni frage ich bei Gruppenarbeiten in der Schule, wenn ich nicht genau weiß, was ich tun soll, die anderen Kinder, was meine Aufgabe ist.“ (d350, d750)

Maßnahmenplan	Ziel 1) „Ich spiele einmal in der Woche am Nachmittag mit Tobias ein Computerspiel.“	
Wer ist verantwortlich?	**Was?**	**Bis wann?**
Eltern	Kontaktaufnahme zu Eltern von Tobias, Vereinbarungen zur Umsetzung der Treffen (Gewährleistung der Anwesenheit eines Elternteils im Haus während der Treffen)	In 1 Woche
Eltern	Individuelle Terminvereinbarungen treffen und umsetzen (Transport zu Tobias oder Anwesenheit garantieren bei Besuch)	In 2 Wochen
Eltern	(Kurzes) Reflexionsgespräch mit Tobias Eltern	Nach jedem Treffen

Maßnahmenplan	Ziel 2) „Bis spätestens Juni frage ich bei Gruppenarbeiten in der Schule, wenn ich nicht genau weiß, was ich tun soll, die anderen Kinder, was meine Aufgabe ist.“	
Wer ist verantwortlich?	**Was?**	**Bis wann?**
Eltern	Terminvereinbarung in KJP-Praxis (Verlaufsdiagnostik); Miteinbeziehung/ Terminabstimmung mit Herrn Peters bei Vorstellung in der Sozialpsychiatrie	7 Tage
Klassenlehrer	Gespräch mit Herrn Peters und Eltern zur Abklärung, ob ein aufklärendes Gespräch mit den Kindern in der Klasse stattfinden soll	In 2 Wochen
Herr Peters	Klassengespräch mit Hilfe von Begleitmaterial (z. B. das Buch „Der sechste Sinn“ von Carol Gray) Anwesenheit von Daniel, falls dieser es wünscht (eigenes Referat möglich)	Optional, wenn gewünscht In 4 Wochen
Klassenlehrer	Klar strukturierte Aufgabenstellung für die Gruppenarbeit	In 5 Wochen
Herr Peters	Einsatz von Bildkarten zur Unterstützten Kommunikation in der Gruppenarbeitsphase (Bildkarte „ich weiß nicht, was ich tun soll“) und erklärende Unterstützung/ Hilfestellung; evtl. ein Helferkind, das Ansprechpartner ist; positive Verstärkung des gewünschten Verhaltens durch Lob oder Sammeln von Token für die Klassengemeinschaft	In 5 Wochen
Herr Peters	Einsatz von Sprache und Bildkarte von Daniel während der Gruppenarbeit, Hilfestellung/Hinweis durch Zeigen von Herrn Peters auf die Bildkarte	In 2 Monaten

Emil: 12 Jahre

Emil ist ein zwölf Jahre alter Junge, der mit seinen Eltern und seinem Bruder Finn (15 Jahre) in einer Vierzimmerwohnung in einer Großstadt lebt. Seine Eltern beschreiben ihn als interessierten und neugierigen Jungen. Die Familie hätte gerne mehr Wohnraum und einen Garten, aber dies war bislang nicht zu verwirklichen. Finn hat einen sehr liebevollen Umgang mit Emil, wenngleich beide in der Freizeit nicht viel Zeit miteinander verbringen. In der Freizeit ist Emil oft allein, Besuche von oder bei Freunden gibt es nicht.

Wegen einer Entwicklungsstörung, die bereits im ersten Lebensjahr deutlich wurde (verzögerte allgemeine Entwicklung, Regulationsstörungen), erfolgte schon früh eine umfassende Diagnostik bei der Kinderärztin und im Kinderzentrum. Im vierten Lebensjahr wurde dort die Diagnose eines Frühkindlichen Autismus gestellt (Autismus-Spektrum-Störung). Eine bildgebende Diagnostik des Kopfes (Gehirn) erfolgte nicht, da es hierfür keine Fragestellung gab. Die Familie beantragte Frühförderung und Emil besuchte anschließend einen heilpädagogischen Kindergarten. Die Entwicklungsstörung blieb weiterhin deutlich (Sprache, Motorik, soziale und emotionale Entwicklung), der Unterschied zur Entwicklung von Finn war den Eltern immer offensichtlich. Emil entwickelte sich in allen Lebensbereichen jedoch stetig fort, ohne Rückschritte oder Stagnation. Im Verlauf wurde bei Emil zusätzlich eine Aktivitäts- und Aufmerksamkeitsstörung (ADHS) diagnostiziert. Ein medikamentöser Behandlungsversuch mit Methylphenidat zeigte eine sehr positive Wirkung auf die Aufmerksamkeit und Impulskontrolle. Mit einer Schulbegleitung und intensiver Zusammenarbeit mit der Klassenlehrerin in der Grundschule konnte Emil die wohnortnahe Grundschule als „Inklusionskind“ besuchen. Da sonderpädagogisch eine zielgleiche Beschulung (Förderschwerpunkt „soziale und emotionale Entwicklung“) weiterhin empfohlen wurde und die aktuelle Lern- und Leistungsdiagnostik (Intelligenztestung bei der Psychologin) einen Gesamt-IQ von 114 ergab (die vorherige Diagnostik drei Jahre zuvor hatte einen IQ mit einem anderen Verfahren von 116 ermittelt), erfolgte eine Eingliederung in die Integrierte Gesamtschule. Aktuell nimmt Emil morgens einmalig eine niedrige Dosis Methylphenidat als Retardmedikation; diese verträgt er gut. Alle vier Monate erfolgt eine Wiedervorstellung bei der Kinder- und Jugendpsychiaterin.

Den Weg zur Schule kann Emil mittlerweile alleine zu Fuß bewältigen, er geht sicher und alleine den Schulweg von 700 Metern. Dies hat er über viele Monate mit seinen Eltern „eintrainiert". Zuvor nahm er den angebotenen Schultransport für Kinder mit Behinderungen in Anspruch. Aktuell besucht er die 7. Klasse. Beim Lernen in der Schule und zu Hause (Hausaufgaben) hat er Schwierigkeiten beim Lesen und Verstehen von Texten. Emil fällt es zu Hause schwer, die morgendliche Routine alleine zu bewältigen. Nach dem Wecken gelingt es ihm an den Schultagen meist nicht, alleine in angemessener Zeit ins Bad zu gehen, sich anzuziehen und danach zum Frühstück zu erscheinen. Beim Waschen und Anziehen braucht er sogar an einigen Tagen nicht nur eine Anleitung, sondern sogar Unterstützung, da der Zeitplan der Familie und in der Schule (Pause) sonst nicht einzuhalten wäre. Sofern Stress zu Hause oder in der Schule besteht oder entsteht, macht dies das Erledigen von Aufgaben schwieriger. Dann kann es passieren, dass „nichts mehr geht" und er in Unruhe und Panik gerät, wenn es nicht so läuft, wie es ihm vertraut ist oder wie er etwas erwartet. In der Schule und mit Fremden ist die verbale Kommunikation oft erschwert. Emil versteht manche (insbesondere nonverbale) Botschaften nicht richtig; umgekehrt sind manche Menschen von seinen Aussagen irritiert. Sowohl in der Familie als auch in der Schule nutzt Emil Bildtafeln für die Kommunikation. Soziale Zeichen werden eingeschränkt erkannt, körperlicher Kontakt nicht gewünscht bzw. abgelehnt. Wenn er aus Versehen auf dem Schulhof angerempelt wird, reagiert er oft aggressiv und schreit dabei. Es gibt keine gemeinsamen Interessen mit den anderen Kindern aus seiner Klasse. Emil sagt, dass die Kinder in der Klasse ihn nicht verstehen. Die Kontaktaufnahme mit Mitschülerinnen und Mitschülern ist auch in der 7. Klasse weiterhin problematisch, wenngleich er die Kinder seit mehr als zwei Jahren kennt. Beim Ausführen von praktischen Dingen im Alltag und in der Schule (zum Beispiel im Kunstunterricht) wirkt er oft ungeschickt, der feinmotorische Handgebrauch ist dabei deutlich beeinträchtigt. In der Freizeit gab es in den letzten Wochen keine Aktivitäten und Treffen mit Gleichaltrigen.

Emil interessiert sich für die Technik von Haushaltsgeräten, besonders für das Waschen. Die Waschmaschine und den Wäschetrockner bedient er zu Hause, d. h. er wäscht die Wäsche der Familie. Er geht gerne schwimmen und würde gerne regelmäßig ins Schwimmbad gehen, auch mit einem Freund, so wie sein Bruder das macht. Die Eltern machen sich Sorgen, dass sie – aufgrund der nahenden Pubertät – überfordert sein könnten, und möchten sich im Autismusförderzentrum beraten lassen.

ICF-Strukturierung

Aus didaktischen Gründen sind die Inhalte aus dem Text komplett in die Übersicht genommen worden. Deshalb sind an dieser Stelle mehr als die von der WHO empfohlenen Kodes (Items) aufgeführt.

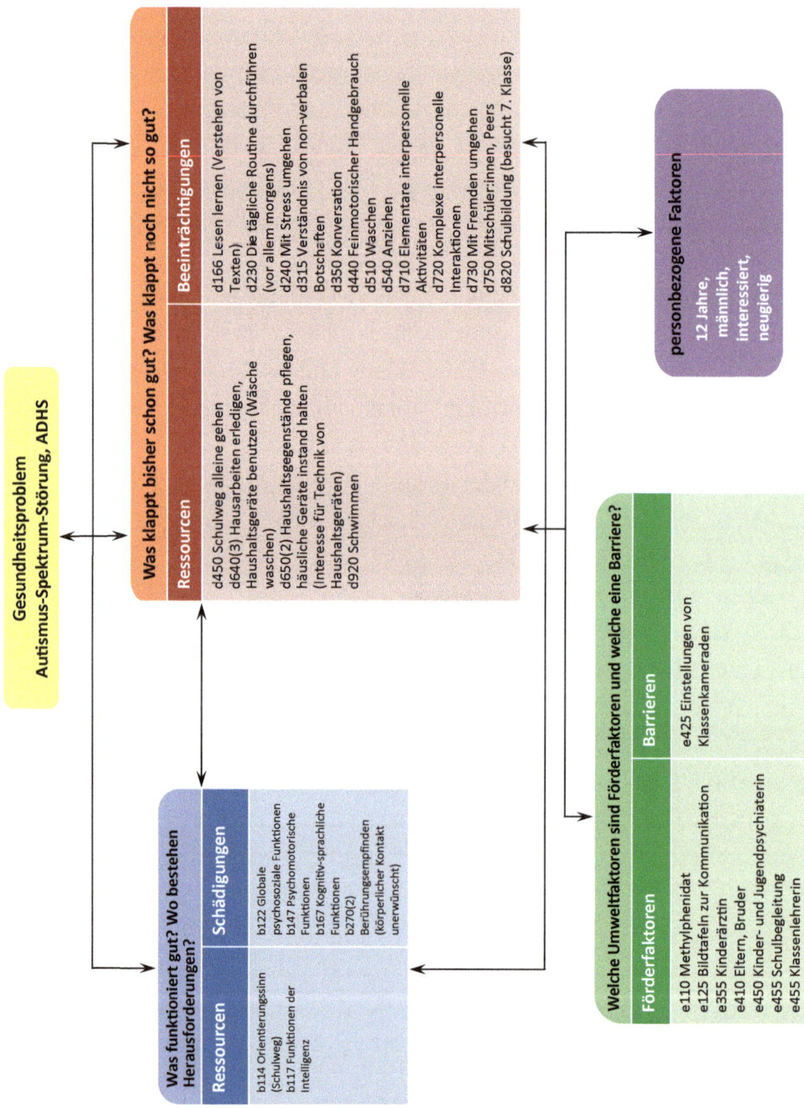

Emil

Netzwerkkarte

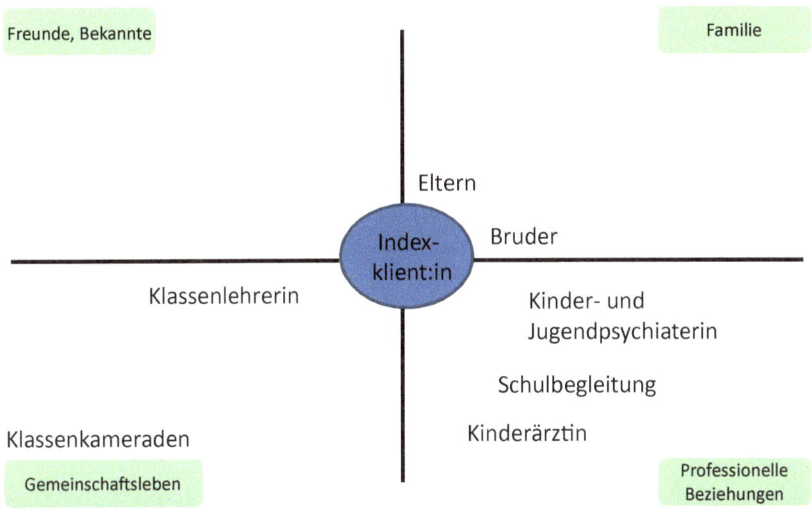

Personbezogene Betrachtung

„Ich will einen Freund haben, mit dem ich schwimmen gehen kann."

„Waschmaschinen finde ich cool."

„Oft weiß ich nicht, was meine Klassenkameraden von mir wollen. Manchmal fühle ich mich ausgeschlossen."

Mutter

„Ich wünsche mir den Tag, an dem Emil morgens alles alleine erledigen kann."

„Mein Mann und ich brauchen für die bevorstehende Pubertät fachliche Beratung. Emils Verhalten ist schon jetzt für uns oft eine große Herausforderung."

Interdisziplinäre Betrachtung

Schulbegleitung

„Emil ist ein vielseitig interessierter und lieber junger Mensch. Ich arbeite gern mit ihm zusammen. Stress führt dazu, dass er in der Schule nicht so gut mitkommt. Dann ist die Unterstützung sehr wichtig. Es ist schade, dass seine Klassenkameraden so wenig mit ihm zu tun haben. Engerer Kontakt zu Gleichaltrigen würde ihm sicherlich guttun."

Kinder- und Jugendpsychiaterin

„Ich freue mich, dass Emil die Medikation so gut verträgt und dadurch die Symptomatik der ADHS gebessert werden konnte. Das hilft Emil auch beim Lernen auf der Regelschule. Ich habe die Eltern bestärkt, beim Autismusförderzentrum nach Fachberatung zu fragen."

Wechselwirkungen zu „Lesen“ (d166)

An dieser Stelle sind *mögliche* Wechselwirkungen vorgestellt; weitere Wechselwirkungen könnten beschrieben werden. Aus didaktischen Gründen sind alle Inhalte, die an dieser Stelle nicht aufgeführt werden, aus der Übersicht entfernt worden. Wechselwirkungen sind Hypothesen, die im interdisziplinären Diskurs Berücksichtigung finden.

a) Wechselwirkungen mit Körperfunktionen:
   Unter anderem durch seine kognitiv-sprachliche Funktionsbeeinträchtigung (b167) ist es für Emil nicht so einfach, das Gelesene zu verstehen. Durch das Praktizieren des Lesens verbessern sich auch die kognitiv-sprachlichen Funktionen. Emils Intelligenz (b117) unterstützt ihn beim Lesen. Das Lesen hat wiederum ebenfalls Einfluss auf die Funktionen der Intelligenz.

b) Wechselwirkungen mit dem Kontext:
   Emils Schulbegleitung (e455) unterstützt ihn in der Schule, sodass er sich besser konzentrieren und auch das Lesen üben kann. Fortschritte im Bereich des Lesens können sich ebenfalls positiv auf die Motivation und Einstellung der Schulbegleitung auswirken. Weiterhin ist Emil ein interessierter und neugieriger Junge, dem diese Eigenschaft auch beim Lesen helfen kann. Texte zu lesen und zu verstehen können wiederum Emils Interessen erweitern.

c) Wechselwirkungen mit anderen Lebensbereichen:
   Die Schulbildung (d820) steht in einer Wechselwirkung zum Lesen. Wenn Emil seine Fähigkeit, durch Lesen Texte zu verstehen, übt, wirkt sich dies positiv auf seine Schulbildung aus. Andersherum kann ihn die Schulbildung und der Erfolg beim Schulbesuch auch weiter dazu motivieren, zu lesen.

Wechselwirkungen: d166

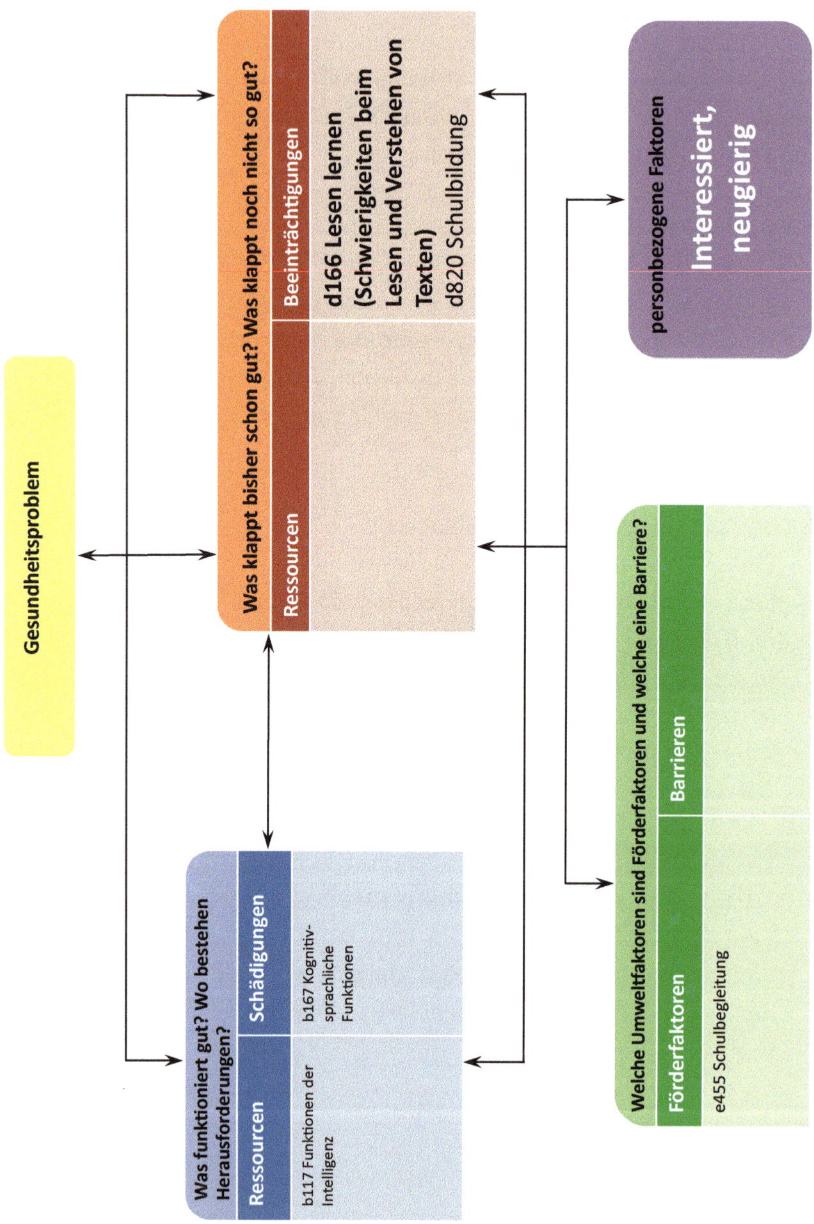

Veränderungswunsch	„Ich will wie mein Bruder einen Freund haben und mit diesem schwimmen gehen!“	„Ich mag gern mehr über Waschmaschinen erfahren. Ich will mich mehr mit Ihnen auskennen.“
Angesprochene Lebensbereiche	d710 Elementare interpersonelle Aktivitäten d720 Komplexe interpersonelle Interaktionen d730 Mit Fremden umgehen d750 Informelle soziale Beziehungen d920 Schwimmen	d140 Lesen lernen (Schwierigkeiten beim Verstehen von Texten) d820 Schulbildung d650(2) Haushaltsgegenstände pflegen, Häusliche Geräte instand halten (Interesse für Technik von Haushaltsgeräten)
SMARTe Ziele	1) „Ich besuche in einem Monat jede Woche den Schwimmverein.“ (d750, d920)	2) „Ich lese dreimal in der Woche zu Hause einen Text, der mich interessiert, zum Beispiel über Waschmaschinen.“ (d140)

Maßnahmenplan	Ziel 1) „Ich besuche in einem Monat jede Woche den Schwimmverein.“	
Wer ist verantwortlich?	**Was?**	**Bis wann?**
Eltern	Suche nach einem geeigneten Schwimmverein	In 1 Monat
Eltern	Emil zum Training begleiten und abholen	Wöchentlich
Eltern	Nachbesprechung von möglichen verunsichernden Situationen	Wöchentlich

Maßnahmenplan	Ziel 2) „Ich lese dreimal in der Woche zu Hause einen Text, der mich interessiert, zum Bespiel über Waschmaschinen.“	
Wer ist verantwortlich?	**Was?**	**Bis wann?**
Eltern	Plan und Struktur erstellen, damit Emil das Lesen in seinen Tagesablauf einplanen kann	Innerhalb 1 Woche
Vater, Mutter, Finn (jeweils einmal in der Woche)	An drei verschiedenen Tagen übt Emil mit seiner Mutter, seinem Vater und seinem Bruder, einen Text zu lesen	Wöchentlich

Sabrina: 15 Jahre

Sabrina ist 15 Jahre alt. Aufgrund einer primären (von Beginn an bestehenden) Entwicklungsstörung erhielt sie Unterstützungsangebote in Form von Ergotherapie und Logopädie. Es bestand ein Verdacht auf Mutismus. Als Sabrina mit vier Jahren in einen Sprachheilkindergarten eingegliedert wurde, wurde die heilpädagogische Frühförderung beendet.

Eingeschult wurde Sabrina dann in eine Förderschule für Geistige Entwicklung. Im Alter von sieben Jahren wurden die Diagnosen einer Autismus-Spektrum-Störung (Frühkindlicher Autismus) sowie einer Absencen-Epilepsie gestellt. Erst die Behandlung mit dem dritten Medikament führte zur Anfallsfreiheit (Absencen). Seitdem nimmt Sabrina Topiramat ein; das Medikament wird gut vertragen. In den letzten vier Jahren kam es zu drei generalisierten Anfällen (morgens); in den Nächten zuvor hatte sie jeweils wenig geschlafen. Im Rahmen der umfangreichen Diagnostik wurde auch eine kinderpsychologische Untersuchung durchgeführt. Die Intelligenztestung zeigte deutlich unterdurchschnittliche Ergebnisse mit Intelligenzquotienten von 59 resp. 57 (in zwei Testverfahren; darunter ein sprachfreier Test). Eine Bildgebung des Kopfes (Magnetresonanztomographie MRT) erbrachte einen unauffälligen Normalbefund.

Aktuell wohnt sie mit ihrer Mutter (alleinerziehend) und Halbschwester Peggy (17 Jahre; besucht die IGS am Wohnort) sowie dem Hund Mickey, einem Mischling, in einer Dreizimmerwohnung mit Gartennutzung in einer Kleinstadt. Die Mutter ist Pflegekraft und arbeitet in Teilzeit in einem Seniorenheim in Wohnortnähe. Die Eltern sind seit drei Jahren getrennt. Zum Vater hat sie regelmäßig Kontakt, alle 14 Tage. Der Vater kümmert sich fürsorglich, macht mit ihr im Sommer gemeinsam Urlaub. Sabrina wirkt fremden Menschen gegenüber zurückgezogen und schüchtern. Sie äußert sich wenig und selten. Sie geht gerne zur Schule; Lesen und Schreiben sind deutlich beeinträchtigt. Kurze, einfache Wörter kann sie lesen, wenige Wörter schreiben. Routinen bereiten ihr oft Schwierigkeiten, zu Hause (Fertigmachen am Morgen) und in der Schule (Aufgaben zu Ende führen). Hierbei braucht sie viel Unterstützung. Hilfreich sind für sie hierbei Piktogramme, die Handlungsabläufe darstellen. Die Kommunikation wirkt oft schwierig und uneindeutig. Sie antwortet oft „ich weiß nicht“ oder zuckt mit den Schultern. Wenn sie gefragt wird, wie es ihr gehe, antwortet sie „gut“. Sie holt sich überwiegend keine Hilfe, wenn sie nicht weiterkommt. In der Schule helfen Materialien aus dem Bereich der Unterstützten Kommunikation (UK). Die Interaktion mit vertrauten Menschen wirkt wenig intensiv, da sie kaum Eigeninitiative zeigt. Fremde Menschen machen ihr oft Angst, wenn sie mit ihr in Beziehung treten wollen (z. B. neue Mitarbeiterinnen in der Schule). Bei Themen ihres Interesses zeigt sie mehr Blickkontakt als sonst im Alltag. Sabrina wirkt oft abwesend; wenngleich der Jugendneurologe annimmt, dass keine Absencen mehr bestehen. Geräusche lenken sie leicht ab, Konzentration und Aufmerksamkeit sind in allen Lebensbereichen deutlich reduziert. Sabrina hat ein besonderes Interesse für Disney Figuren und Hunde. Wenn sie sich damit beschäftigt, wirkt sie sogar oft sehr fröhlich. Mit Mickey spielt sie gerne im Garten. Alleine spazierengehen mit Mickey darf sie nicht; sie hatte sich vor einem Jahr zweimal verlaufen und nicht wieder alleine nach Hause gefunden.

Sabrina wirkt sehr angepasst und freundlich. Es gibt wenig Auseinandersetzungen mit ihr, sowohl zu Hause als auch in der Schule. Sabrina besucht die Förderschule für Geistige Entwicklung in der 9. Klasse; für den Transport nimmt sie einen Fahrdienst in Anspruch. In der Schule hat sie eine Freundin, Jaqueline. Die beiden suchen sich gegenseitig in der Pause und begrüßen sich mehrfach im Schulalltag durch Umarmen. Die beiden lachen gerne zusammen. Nachmittags ist ein Treffen der beiden leider nicht möglich, da die Wohnorte sehr weit entfernt sind und die Eltern von Jaqueline Treffen am Nachmittag nicht unterstützen. Jaqueline und Sabrina interessieren sich seit zwei Jahren für Jungen.

Sie ist Linkshänderin, wirkt ungeschickt („dyspraktisch"), wenn sie beidhändig Dinge ausführen möchte oder muss. Beim Tischdecken fallen ihr immer wieder Besteck oder Teller runter, Zuknöpfen verlangt bei kleinen Knöpfen Assistenz. Die Selbstversorgung gelingt ihr mit Anleitung gut; jedoch hat sie deutliche Schwierigkeiten mit der Hygiene (z. B. wenn sie ihre Regel hat). Ihr Zimmer kann sie nicht alleine ordentlich und sauber halten. Sie kann einfache Aufgaben im Haushalt nach Anleitung durchführen (z. B. beim Tischdecken mithelfen, indem sie die Teller aufstellt). Komplexe Aufträge kann sie nicht durchführen, wenn sie abgelenkt wird (z. B. durch ein Geräusch). Zweiradfahren kann Sabrina nicht. Sie benutzt aber ein Therapierad (drei Räder); dieses darf sie nur nutzen, wenn sie mit der Mutter zusammen fährt. Hierbei zeigt sie einen guten Orientierungssinn. Zu Hause und am Nachmittag schaut sie am liebsten Disney-Filme, macht gerne Puzzle und spielt gerne mit Mickey, dem Hund. Bislang denkt ihre Mutter, dass sie nach der Schule eine Werkstatt für behinderte Menschen besuchen sollte. Im Verlauf soll Sabrina nach Möglichkeit in einer Wohngemeinschaft mit Gleichaltrigen leben. Sabrina wünscht sich dann, dass sie mit ihrer Freundin zusammenwohnen kann. Die Familie will sich zur Beratung an die wohnortnahe „Ergänzende unabhängige Teilhabeberatung“ (EUTB) wenden. Die Mutter wünscht eine Unterstützung durch die Autismusambulanz für Sabrina, da sie fachliche Beratung und Hilfe für die Themen Beziehung/Partnerschaften und Freizeitgestaltung beantragen möchte. Der Vater unterstützt dieses Ansinnen und hat formuliert, dass er bei diesen Themen und Inhalten nicht ausreichend helfen kann.

ICF-Strukturierung

Aus didaktischen Gründen sind die Inhalte aus dem Text komplett in die Übersicht genommen worden. Deshalb sind an dieser Stelle mehr als die von der WHO empfohlenen Kodes (Items) aufgeführt.

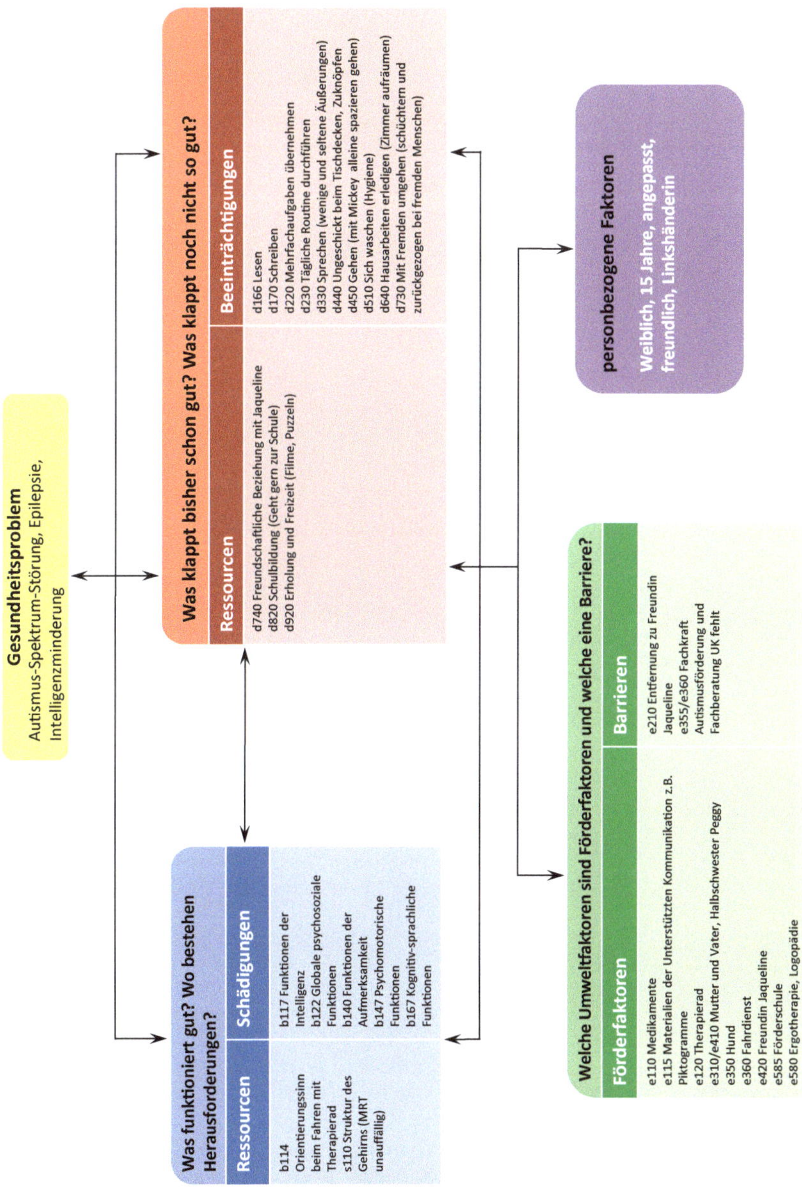

Sabrina

Netzwerkkarte

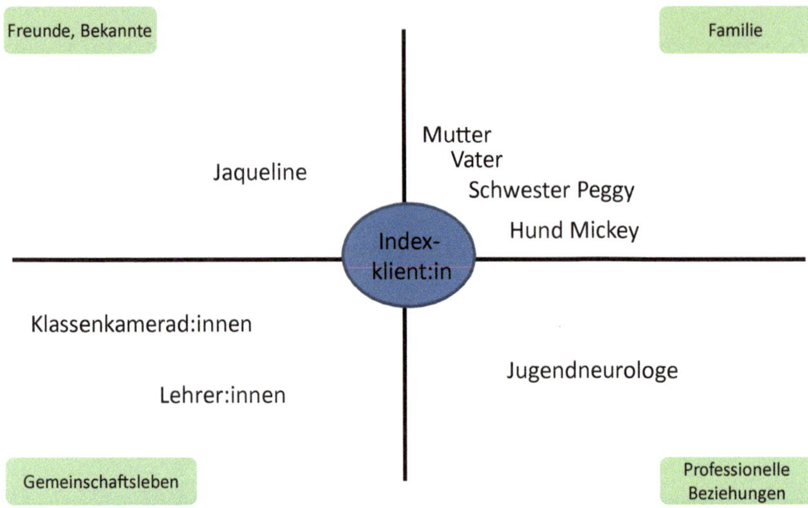

Personbezogene Betrachtung

„Mag Schule.
Spielen mit Mickey.
Disney-Filme."

„Spaß mit Jaqueline."

Vater

„Ich wünsche mir, dass Sabrina besser und deutlicher sagen kann, was sie möchte.
Ich verbringe gerne Zeit mit ihr.
Sie benötigt mehr fachliche Unterstützung."

Interdisziplinäre Betrachtung

Förderschulpädagogin

„Sabrina ist ein sehr freundliches Mädchen. In der Schule arbeitet sie gut und gern mit. Seitdem sie vertrauen zu mir gefasst hat, ist sie sehr aufgeschlossen und gibt sich viel Mühe. Sie äußert leider nicht ihre Bedürfnisse. Bildkarten helfen uns im Unterricht gut. Ich denke, dass eine Fachberatung für Unterstützte Kommunikation hilfreich sein könnte."

Jugendneurologe

„Ich bin sehr froh, dass Sabrina jetzt schon so lange anfallsfrei ist. Wir wollen trotzdem gemeinsam überlegen, ob eine Umstellung auf eine anderes Medikament die kognitiven und sprachlichen Funktionen verbessern könnte. Ich verstehe, dass die Eltern sich Beratung und Hilfe durch die Autismusambulanz für Sabrina wünschen."

Wechselwirkungen zu „Sprechen“ (d330)

An dieser Stelle sind *mögliche* Wechselwirkungen vorgestellt; weitere Wechselwirkungen könnten beschrieben werden. Aus didaktischen Gründen sind alle Inhalte, die an dieser Stelle nicht aufgeführt werden, aus der Übersicht entfernt worden. Wechselwirkungen sind Hypothesen, die im interdisziplinären Diskurs Berücksichtigung finden.

a) Wechselwirkungen mit Körperfunktionen:
Sabrinas Sprechverhalten steht in Wechselwirkung zu den kognitiv-sprachlichen Funktionen (b167); durch seltene und wenige Äußerungen werden die genannten Funktionen nicht trainiert und Sabrina kann nicht uneingeschränkt mit ihren Mitmenschen kommunizieren.

b) Wechselwirkungen mit dem Kontext:
Die Materialien zur Unterstützten Kommunikation (e115) helfen Sabrina dabei, zu kommunizieren/sich als Sender zu verständigen und dies zu trainieren. Andersherum kommuniziert Sabrina z. B. mittels ihrer Piktogramme lieber und ausgeprägter mit ihren Mitmenschen.

c) Wechselwirkungen mit anderen Lebensbereichen:
Mit fremden Menschen umzugehen (d730) fällt Sabrina schwer, da sie nicht viel spricht und Menschen manchmal unsensibel auf ihre Art der Kommunikation reagieren. Dadurch, dass Sabrina wenig und selten spricht, kommt sie auch wenig in Situationen, um ihr Sprechen zu trainieren und mit fremden Menschen umzugehen. Sabrina geht gern zur Schule, dort spricht sie zwangsläufig mit ihr vertrauten Menschen. Durch das Kommunizieren mit Menschen übt sie ebenfalls das Sprechen als Sender.

Wechselwirkungen: d330

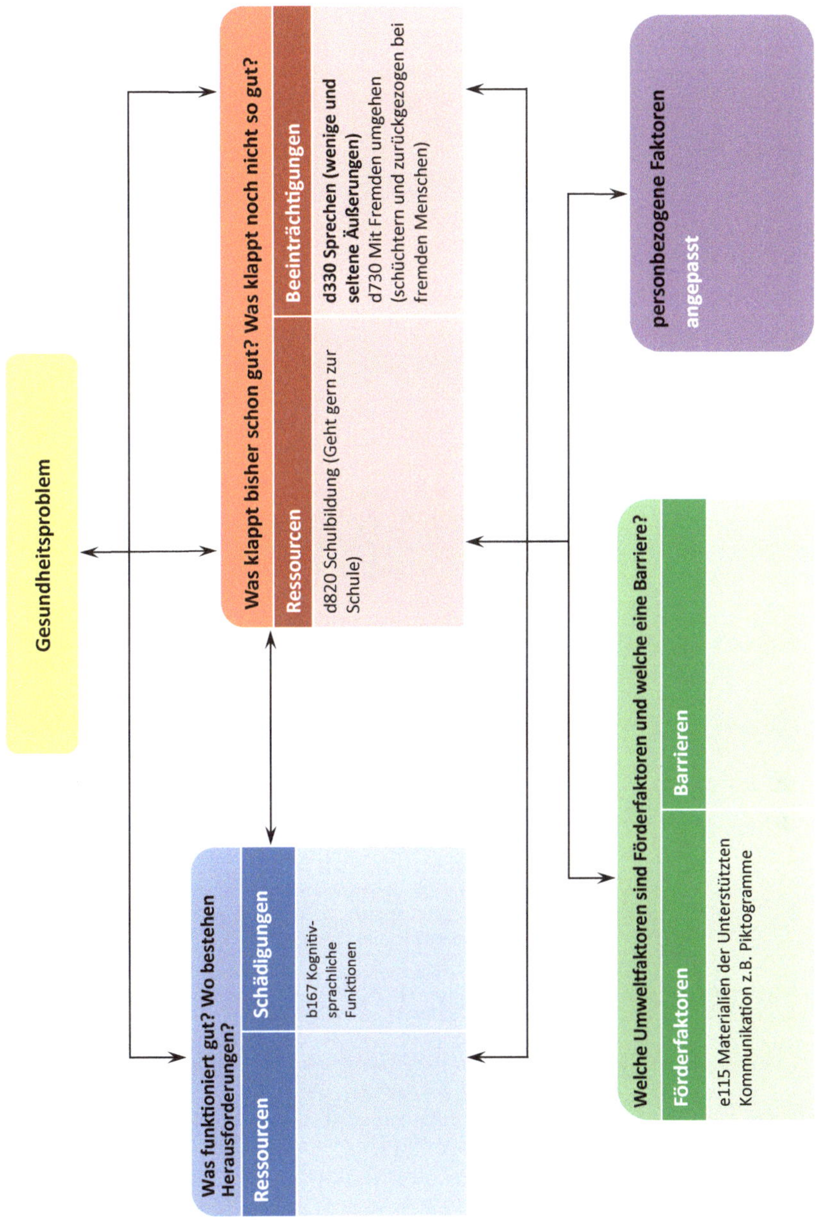

Veränderungswunsch	„Ich wünsche mir, dass Sabrina besser und deutlicher sagen kann, was sie möchte. Ich verbringe gerne Zeit mit ihr." (Vater)	„Spaß mit Jaqueline."
Angesprochene Lebensbereiche	d330 Sprechen d335 mit nonverbalen Techniken kommunizieren wie z. B. Piktogrammen	d350 Konversation d720 Interaktion mit Jaqueline d920 Freizeitgestaltung
SMARTe Ziele	1) „In der Schule, zu Hause und bei Papa setzen wir nach den Sommerferien jeden Tag die Materialien der Unterstützten Kommunikation ein." (d330, d335)	2) „Alle zwei Wochen spiele ich am Wochenende mit Jaqueline." (d720, d920)

Maßnahmenplan	Ziel 1) „In der Schule, zu Hause und bei Papa setzen wir nach den Sommerferien jeden Tag die Materialien von der Unterstützten Kommunikation ein."	
Wer ist verantwortlich?	**Was?**	**Bis wann?**
Mutter	Wiedervorstellung beim Jugendneurologen (1. Fragestellung: Umsetzen der Medikation? 2. Rezept Logopädie für die Verlaufsdiagnostik und UK-Beratung)	Innerhalb der nächsten 4 Wochen
Mutter	Vorstellung bei Logopädin (UK-Beraterin), Beratung zur UK (Unterstützte Kommunikation)	Nächste 8 Wochen
Mutter Klassenlehrerin	Planung und Durchführen eines „Runden Tisches" mit beiden Eltern, Sabrina, Lehrkräfte und Logopädin. Abstimmen des Förderkonzeptes zur UK und konkrete Zielformulierungen.	Nächste 12 Wochen

Maßnahmenplan	Ziel 2) „Zweimal im Monat spiele ich am Wochenende mit Jaqueline."	
Wer ist verantwortlich?	**Was?**	**Bis wann?**
Mutter	Terminvereinbarung bei der EUTB: Beratung für Antrag auf Eingliederungshilfe (Autismusambulanz) für die Themen Hygiene/Sexualentwicklung und Freizeitgestaltung	Nächste 2 Wochen
Mutter, Vater	Kontaktaufnahme mit den Eltern von Jaqueline, um Treffen am Wochenende möglich zu machen	Nächste 4 Wochen
Mutter, Vater	Absprache der Eltern (Terminvereinbarungen, Umsetzung Treffen)	In 1 Monat
Mutter, Vater	Austausch mit den Eltern von Jaqueline	In 2 Monaten

Frau Achenbach: 21 Jahre

Frau (Irina) Achenbach ist heute 21 Jahre alt, seit drei Jahren ist bei ihr die Diagnose Autismus-Spektrum-Störung (ASS) bekannt.

Die Eltern beschrieben Irina als ungewöhnliches, sehr ehrgeiziges und sehr zurückhaltendes Kind. Ihnen sei schon früh ihre überdurchschnittliche Intelligenz aufgefallen. Mit fünf Jahren konnte sie bereits Bücher lesen. Ihre Eltern (beide Akademiker) unterstützten ihren Wissensdrang. In der Musikschule erlernte sie das Geigespielen mit vier Jahren. Sie gewann Preise beim „Jugend musiziert"-Wettbewerb und sie spielte über viele Jahre im Jugendorchester. Im Kindergarten beobachtete sie die anderen Kinder oft beim Spielen. Wurde sie von den Erzieherinnen aufgefordert, mitzuspielen, spielte sie mit dem gleichen Spielzeug (meist Pferde) wie die anderen Kinder (Mädchen) neben, aber nicht mit ihnen. Sie zeigte wenig Mimik, blickte beim Kontakt meist mit gesenktem Kopf nach unten, was als Schüchternheit gedeutet wurde. Sie war ein sehr zierliches Kind und akzeptierte nur wenige Nahrungsmittel. Sie aß nur, wenn sie durch gemeinsame Mahlzeiten daran erinnert wurde. Da sie oft Stuhlunregelmäßigkeiten und Verstopfung hatte, suchten die Eltern mit ihr verschiedene Fachärzte auf. Dabei wurde eine Glutenunverträglichkeit diagnostiziert (Zöliakie). Seit der Umstellung der Ernährung auf eine glutenfreie Kost ist sie diesbezüglich symptomfrei.

In der Grundschule war sie häufig krank. In der Freizeit beschäftigte sie sich gerne alleine (Lesen, Geige spielen, Pferdefiguren). Während der Schulzeit lernte sie Karen kennen; beide besuchten die Schule gemeinsam bis zur Jahrgangsstufe 11. Karen half ihr sehr im Umgang mit anderen Mädchen und „dolmetschte" oft, wenn Irina sich nicht traute, etwas zu sagen. Es gab nun drei Mädchen (Freundinnen von Karen), die ihr in der Schule halfen (die richtigen Räume zu finden, die passenden Materialien auf den Tisch zu legen), die Pause mit ihr verbrachten und sie in Schutz nahmen, wenn sie unpassende Kommentare zu anderen Mitschülern machte, die diese als taktlos empfanden. Sie schätzten ihre Zuverlässigkeit, Vertrauenswürdigkeit und ihren schwarzen Humor. Wenn Lehrer:innen Irina ansprachen, flüsterte sie ihrer Freundin die Antworten ins Ohr, und diese antwortete für sie. Musste sie etwas vor der Klasse vortragen, durfte sie dies vom Papier ablesen. Durch ihren extremen Ehrgeiz hatte sie häufig die besten schriftlichen Noten und verbrachte die Nachmittage mit Lernen und Lesen.

Seit der Pubertät zeigte Irina häufiger depressive Verstimmungen, weshalb sie sich in einer kinder- und jugendpsychiatrischen Praxis vorstellte. In der 12. Klasse verschlimmerten sich die depressiven Zustände und sie fehlte häufiger, da sie morgens nicht aufstehen konnte. Nach einigen eskalierenden Auseinandersetzungen zu Hause und in der Schule, bei denen Irina mehrmals mit Selbstmord drohte, brachten die Eltern sie auf Anraten der Kinder- und Jugendpsychiaterin in die Klinik. Dort wurde schließlich die Diagnose Asperger-Autismus (heute ASS) gestellt. Nach einem sechswöchigen Aufenthalt in der Klinik kehrte sie nicht mehr in die Schule zurück.

Seit dieser Zeit ist die chronische depressive Störung fortbestehend. Für die fachliche Behandlung steht Frau Achenbach die Psychiatrische Institutsambulanz (PIA) am Wohnort zur Verfügung. Im Internet hat sie sich einer Selbsthilfegruppe angeschlossen. Seit einem Jahr besucht sie die Abendschule, um das Abitur nachzuholen. Der Kontakt zu ihrer Freundin Karen ist deutlich weniger geworden (besteht nur noch über soziale Medien), da Karen nach der 12. Klasse einen Friedensdienst in Tschechien (Freiwilliges Soziales Jahr) begonnen hat. Frau Achenbach nimmt seit sechs Monaten die Dienste der Autismusförderung (Frau Behrbaum) in Anspruch.

Aktuell ist ihr Gesundheitszustand bis auf eine Einschlafstörung recht stabil, seit drei Monaten besucht sie regelmäßig die Abendschule; davor war ihre Teilnahme dort sehr unregelmäßig. In den Psychotherapiestunden spricht sie derzeit – auf eigenen Wunsch hin – über ihre Beeinträchtigungen der emotionalen und psychosozialen Funktionen. Sie selbst benennt ihr Temperament als „individuell außergewöhnlich". Ihren Antrieb beschreibt sie als „erfreulich aktiv". Trotz ihrer sehr guten Intelligenzfunktion (IQ von 125 beim letzten klinischen Aufenthalt festgestellt) fällt ihr das Verstehen von Texten oft sehr schwer, weshalb sie diese mit Frau Behrbaum oder ihrem Lehrer einmal wöchentlich durchgeht. Mit den anderen Kursteilnehmer:innen in der Abendschule gibt es immer wieder Missverständnisse in den Gesprächen. Dabei wird sie selbst oft nicht verstanden; Ironie anderer versteht sie meistens nicht. Ein aufklärendes Gespräch über ihre Diagnose durch den Lehrer und Frau Achenbach selbst (in der Klasse) hat zu mehr Verständnis geführt, die aktive Ausgrenzung in der Lerngruppe sei jetzt nicht mehr offensichtlich. Frau Behrbaum (Autismusförderung) hatte ein solches Vorgehen (Gespräch mit Lehrer und Klasse) vorgeschlagen und begleitet. Wenngleich Frau Achenbach in der Gruppe jetzt respektiert ist, hat sich keine Freundschaft ausgebildet. Auch in der Freizeit hat sie aktuell keinen Kontakt außerhalb ihrer Familie. Beim Einkaufen, Arztbesuch und Friseurtermin fühlt sich Frau Achenbach verunsichert und benötigt Begleitung. Dies ist auch ein aktuelles Thema der Austismusförderung. Als nächstes möchte sie diese Termine selbstständig erledigen können. Zu Hause gibt es häufig Konfliktsituationen mit den Eltern, die von ihr mehr Selbstständigkeit und Hilfe erwarten. Frau Achenbach hat ihren Eltern und Frau Behrbaum erklärt, dass sie nach dem Abitur in einer anderen Stadt studieren und in einer eigenen Wohnung leben möchte.

ICF-Strukturierung

Aus didaktischen Gründen sind die Inhalte aus dem Text komplett in die Übersicht genommen worden. Deshalb sind an dieser Stelle mehr als die von der WHO empfohlenen Kodes (Items) aufgeführt.

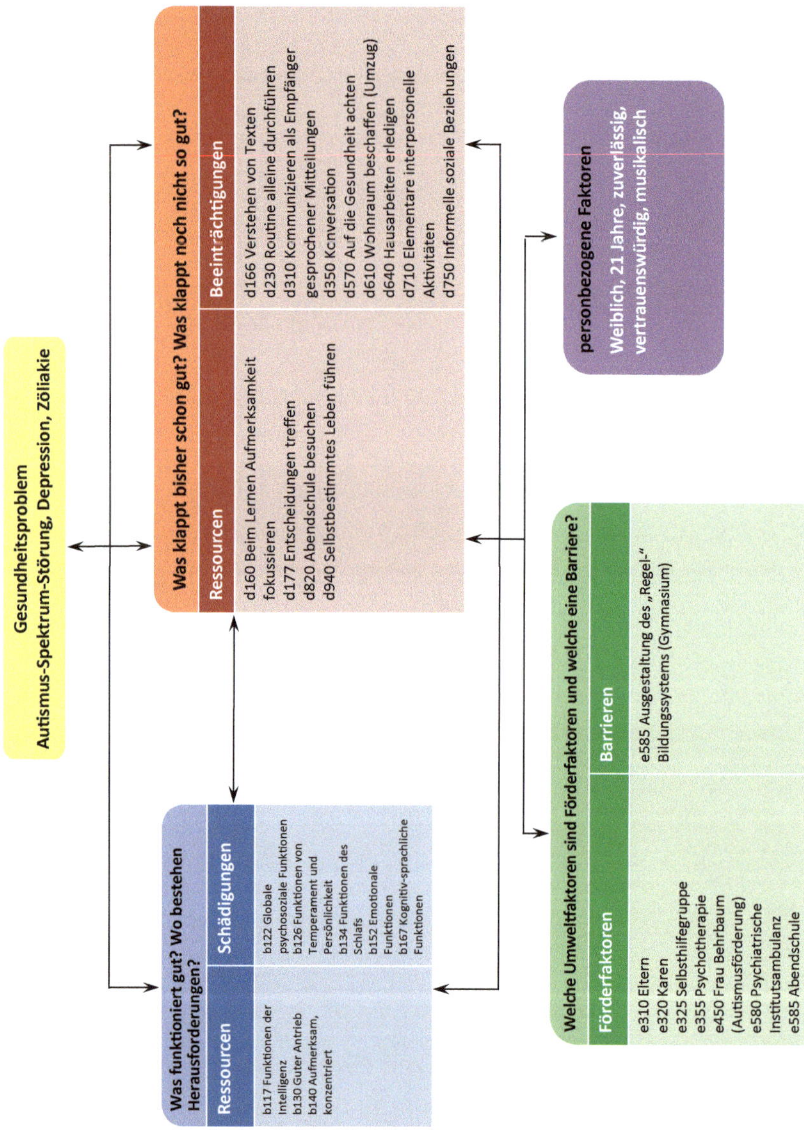

Frau Achenbach

Netzwerkkarte

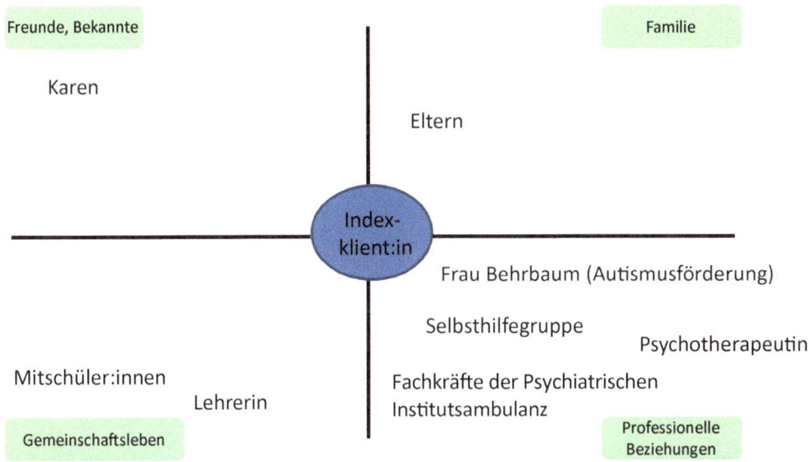

Personbezogene Betrachtung

„Ich will ein selbstständiges Leben führen. Ich will in eine andere Stadt ziehen. Ich will studieren. Ich will ohne Begleitung Termine wahrnehmen und ein anderes Leben führen. Sobald ich mit der Abendschule fertig bin, setze ich dies um."

Interdisziplinäre Betrachtung

Autismusförderin

„Frau Achenbach ist auf einem sehr guten Weg. Sie ist eine junge, motivierte und vielseitig begabte Persönlichkeit, die gern ihre Talente erweitern und ausbauen möchte. Wir beschäftigen uns zur Zeit viel mit dem Training sozialer Kompetenzen in zwischenmenschlichen Beziehungen. Ebenfalls liegt der Schwerpunkt zur Zeit auf der Förderung ihrer Selbstständigkeit – Termine eigenständig und ohne Begleitperson wahrzunehmen."

Psychotherapeutin

„Frau Achenbach ist eine Frau, die sehr viele bemerkenswerte Kompetenzen besitzt. Störungen im Bereich der emotionalen und psychosozialen Funktionen erschweren es ihr, ihren Alltag so auszuleben, wie sie es möchte. Unser Ziel in der therapeutischen Arbeit ist es, herauszufiltern, was sie braucht, um gut mit zwischenmenschlichen Situationen umzugehen, die viel Stress in ihr verursachen."

Wechselwirkungen zu „Auf seine Gesundheit achten“ (d570)

An dieser Stelle sind *mögliche* Wechselwirkungen vorgestellt; weitere Wechselwirkungen könnten beschrieben werden. Aus didaktischen Gründen sind alle Inhalte, die an dieser Stelle nicht aufgeführt werden, aus der Übersicht entfernt worden. Wechselwirkungen sind Hypothesen, die im interdisziplinären Diskurs Berücksichtigung finden.

a) Wechselwirkungen mit Körperfunktionen:
Frau Achenbachs Einschlafstörung (b134) wirkt sich auf den Bereich der Selbstversorgung (auf die eigene Gesundheit achten) aus. Wenn Frau Achenbach eine ruhige Nacht hatte und schnell eingeschlafen ist, dann fällt es ihr leichter, auf ihre Gesundheit zu achten und z. B. Termine wahrzunehmen. Wenn Frau Achenbach einen erfüllenden Tag hatte, an dem sie Termine wahrgenommen oder etwas für sich getan hat, kann sie abends besser einschlafen.

b) Wechselwirkungen mit dem Kontext:
Die Psychotherapie (e355) hat Einfluss auf Frau Achenbachs Gesundheitsfürsorge. Ihre Gesundheitsfürsorge hat ebenfalls Einfluss auf die Psychotherapie und die Fortschritte.

c) Wechselwirkungen mit anderen Lebensbereichen:
Frau Achenbach lernt gerne und kann selbstständig Entscheidungen (d177) treffen; so fällt es ihr leichter, auf ihre Gesundheit zu achten. Wenn sie auf ihre Gesundheit achtet, wirkt sich das auch auf das Lernen und die Fähigkeit, Entscheidungen zu treffen, aus.

Wechselwirkungen: d570

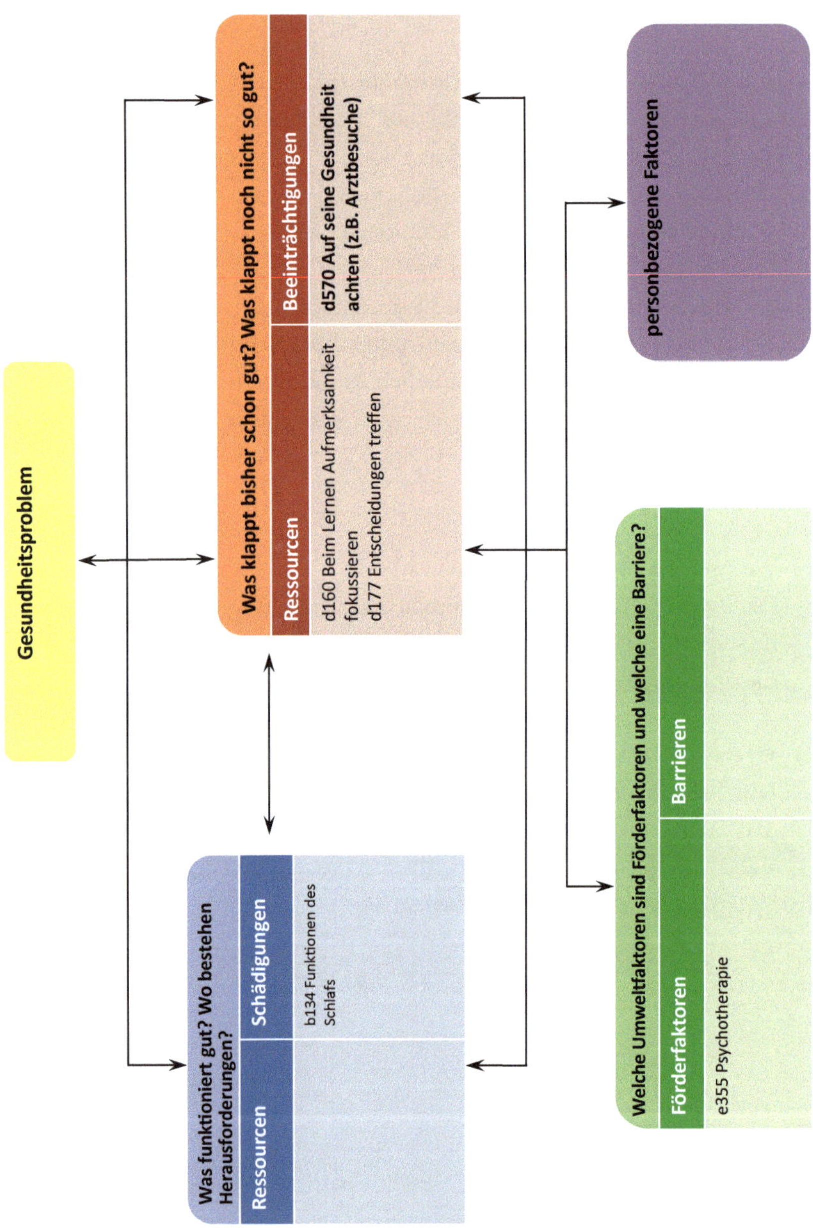

Veränderungswunsch	„Ich will ein selbstständiges Leben führen. Ich will in eine andere Stadt ziehen. Ich will studieren."	„Ich will ohne Begleitung Termine wahrnehmen."
Angesprochene Lebensbereiche	d610 Wohnraum beschaffen (Umzug) d640 Hausarbeiten erledigen d830 Höhere Bildung und Ausbildung d870 Wirtschaftliche Eigenständigkeit d940 Selbstbestimmt leben	d230 Routinen durchführen d350 Konversation aufrechterhalten d570 Auf seine Gesundheit achten (Arztbesuche, Friseurtermine)
SMARTe Ziele	1) „In einem Jahr habe ich eine eigene Wohnung in einer neuen Stadt!" (d940)	2) „Ich besuche meine Psychotherapeutin ab dem nächsten Monat selbstständig." (d230, d570)

Maßnahmenplan	Ziel 1) „In einem Jahr habe ich eine eigene Wohnung in einer neuen Stadt!"	
Wer ist verantwortlich?	**Was?**	**Bis wann?**
Frau Achenbach	Abendschule abschließen	Bis zum Sommer
Frau Behrbaum	Gespräch mit Frau Achenbach und Eltern Klärung: Welche Informationen müssen gesammelt werden? Wer übernimmt welche Aufgaben hierbei? Nächstes Treffen vereinbaren	In 2 Wochen
Frau Achenbach	Internetrecherche: Studiengänge, die sie interessieren Eingrenzung der Studienorte	Innerhalb von 4 Wochen
Eltern Achenbach	Telefonate führen, E-Mails schreiben Auftrag: „Arten von Wohnraummöglichkeiten heraussuchen" Finanzielle Förderung klären	Innerhalb von 6 Wochen
Frau Behrbaum	Frau Achenbach bei Entscheidungsfindung unterstützen Weitere Schritte planen	In 5 Wochen
Frau Behrbaum	Treffen mit Frau Achenbach und Eltern Informationen zusammentragen und in Mappe für Frau Achenbach nach Themen geordnet sammeln; weiterführende Aufgabenverteilung klären	In 6 Wochen
Mutter Achenbach	Mit Frau Achenbach üben, Wäsche zu waschen, zu trocknen und zu sortieren	In 7 Wochen
Vater Achenbach	Üben, ein Gericht mit Frau Achenbach zu kochen	In 7 Wochen
Eltern Achenbach	Besuch des gewünschten Studienortes übers Wochenende	In 8 Wochen
Frau Behrbaum	Unterstützende Gespräche (Thema: Outing) und Handlungsplanung Kontaktaufnahme WG und Studierende	In 10 Wochen
Frau Behrbaum	Kontakt zu Autismuszentrum und Liste von Psychotherapeutischen Praxen am gewünschten Studienort erstellen Informationen sammeln zwecks Unterstützungsmöglichkeiten Helfersysteme an Uni.	In 11 Wochen

Frau Achenbach	Telefonate, E-Mails schreiben Kontaktaufnahme und Bewerbung WG	In 3 Monaten
Eltern Achenbach	Frau Achenbach unterstützen und Umzug organisieren	September
Frau Achenbach	Umzug in die neue Wohnung in der neuen Stadt	September

Maßnahmenplan	Ziel 2) „Ich besuche meine Psychotherapeutin ab dem nächsten Monat selbstständig."	
Wer ist verantwortlich?	**Was?**	**Bis wann?**
Frau Behrbaum	Handlungsplanung mit Frau Achenbach: mit Bus zur Psychotherapeutin fahren Busfahrpläne lesen, Transportmittel benutzen, Zeiten einplanen, Fahrkarte kaufen. Navigation: Handy nutzen Üben, ein Gespräch mit Medizinischer Fachangestellten zu führen	In 1 Woche
Frau Behrbaum	Mit Frau Achenbach das erste Mal gemeinsam zum Termin fahren, warten und sie auf dem Rückweg begleiten, während Frau Achenbach alles alleine durchführt	In 2 Wochen
Herr Behrbaum	Reflexionsgespräch mit Frau Achenbach	In 4 Wochen

Herr Miersch: 22 Jahre

Herr Miersch ist 22 Jahre alt und lebt in einer besonderen Wohnform (vorher: Wohnheim für Menschen mit geistiger Behinderung) in einer Großstadt. Seine Eltern wohnen 30 Kilometer entfernt in einer Kleinstadt. Bis zu seinem 16. Lebensjahr lebte er bei seinen Eltern. Seine Mutter arbeitet als Schneiderin am Theater und sein Vater als Architekt. Da es zu Hause immer häufiger zu eskalierenden Situationen kam, bei denen Herr Miersch seinen Kopf gegen die Wand schlug, ließen die Eltern ihn zweimal in eine jugendpsychiatrische Klinik einweisen. Nachdem die Mutter mehrere Nervenzusammenbrüche hatte und die Eltern sich trennten, zog Herr Miersch in eine besondere Wohnform. Die Eltern besuchen ihn dort abwechselnd am Wochenende oder unternehmen Ausflüge mit ihm (abhängig von seiner Verfassung). Als Betreuerin ist die Mutter von Herrn Miersch gerichtlich eingesetzt, Ersatzbetreuer ist der Vater.

Zur weiteren Vorgeschichte: Im Alter von 18 Monaten wurden bei ihm Verhaltensauffälligkeiten immer deutlicher. Er reagierte nicht auf Ansprache, hatte selten Blickkontakt. Wenn die Eltern ihn ausdauernd verbal aufforderten, in Kontakt zu treten, fing er an zu lautieren und versuchte sich durch schaukeln selbst zu beruhigen. Dies dauerte manchmal Stunden, bis er wieder reagierte. Als die Mutter sich eines Tages vor seinen Augen schwer an der Hand verletzte und er keine Reaktionen zeigte, wurde dies zum Anlass für weitere Untersuchungen. Im Sozialpädiatrischen Zentrum wurde im Alter von 22 Monaten die Diagnose Frühkindlicher Autismus gestellt und im Alter von sechs Jahren eine Intelligenzminderung testpsychologisch nachgewiesen, dieser Befund wurde acht Jahre später bestätigt. Eine Bildgebung des Kopfes zeigte eine unauffällige Struktur des Gehirns. Er erhielt Frühförderung und Logopädie (mit drei Jahren), da sich sein anfänglicher Wortschatz stark verminderte und er nur noch einzelne Wörter sprach, die er ständig wiederholte. Im Alter von drei Jahren besuchte er den heilpädagogischen Kindergarten und wurde mit sechs Jahren in eine Förderschule (für Geistige Entwicklung) eingeschult.

In der Schule lernte er in Ansätzen das Lesen und Schreiben. Sehr gern mochte er das Schwimmengehen mit seinem Vater. Er entdeckte seine Vorliebe für die Beschäftigung mit Wasser, indem er z. B. in der Badewanne das Wasser von einem Becher in den anderen schüttete und dies beobachtete oder er sich lange mit Wasserspielen auf Spielplätzen beschäftigte. Zu Hause entdeckte er eine weitere Vorliebe für Knöpfe. Diese sortierte er gern und tauchte mit beiden Armen in die Knopfkiste ein. Die Eltern von Herrn Miersch hatten sich innerhalb einer Selbsthilfegruppe (SHG) organisiert und er nahm gerne an gemeinschaftlichen Ausflügen der SHG mit seinen Eltern teil. Hierbei mochte er gerne seinen Freund Lars, der im Rollstuhl saß, schieben. Diese Kontakte wurden im jugendlichen Alter immer weniger.

Aktuell: Im Wohnheim verbringt Herr Miersch gerne Zeit mit seiner Mitbewohnerin Anna (23 Jahre). Sie schauen zusammen Quizshows im Fernsehen an und er begleitet sie gemeinsam mit einem Sozialarbeiter, Herrn Dzobrek, beim Einkaufen, indem er ihren Rollstuhl schiebt. Außerdem schaukeln sie gerne zusammen in der großen Hängematte, dabei mögen die beiden es, sich zu berühren. Herr Miersch und Anna sagten in den letzten Wochen beim Abendessen, dass sie zusammen in ein Zimmer ziehen möchten. Die beiden sehen sich seit Monaten als Paar. Die Mutter von Herrn Miersch hatte sich deutlich gegen einen solchen Wunsch ausgesprochen, sein Vater würde seinen Wunsch unterstützen. Während die Interaktion und Beziehungsgestaltung für Herrn Miersch mit den meisten Menschen problematisch ist, verstehen sich Anna und er sehr gut. Für die Bediensteten ist es offensichtlich, dass sich die Beziehung zu Anna sehr positiv auf sein Gemüt und sein Verhalten auswirkt (und umgekehrt). Herr Miersch ist seiner Freundin gegenüber sehr zugewandt und sehr vorsichtig im Umgang mit ihr. Seit nunmehr drei Jahren arbeitet er in den Werkstätten für behinderte Menschen (WfbM). Hier übernimmt er meist Sortieraufgaben; das Ausführen von komplexeren Aufgaben in der Werkstatt gelingt im aktuell nicht. Wenn sich die Mitarbeiter:innen dort unruhig verhalten oder sich der Ablauf ändert, zeigt er autoaggressive Handlungen, indem er sich mit der Hand gegen den Kopf oder denselben an die Wand schlägt. Teilweise verlässt er den Arbeitsplatz und hält sich danach in einem anderen Gebäude oder draußen auf. Hier lautiert Herr Miersch und schaukelt, kehrt dann später selbstständig zurück, sofern er sich selbst beruhigen konnte. Wird er von anderen Mitarbeitern in einer solchen Situation angesprochen, beginnt er oft wieder mit dem selbstverletzenden Verhalten. Zu seinem Betreuer in der Arbeitsgruppe der WfbM, Herrn König, hat er ein vertrautes Verhältnis. Dieser kann ihn zu seinem Arbeitsplatz zurückführen und ihn durch eine ihm vertraute Aufgabe beruhigen. Die Störungen in der Verhaltenssteuerung sowie bei der Kommunikation (verbal und nonverbal) sind aktuell in der Werkstatt am deutlichsten ausgeprägt. Er versteht einfache Mehrwortsätze und kann sich mit einem begrenzten Wortschatz auch mit einfachen Mehrwortsätzen äußern. Eine Mitarbeiterin aus der Werkstatt hat vorgeschlagen, Möglichkeiten einer Unterstützten Kommunikation zu nutzen.

Herr Miersch verrichtet die täglichen Routinen gerne nach Plan und einer festen zeitlichen Struktur. Seine basalen kognitiven Funktionen sowie eine gute Motivation können das Erlernen von neuen Dingen unterstützen. Die Umsetzung der Körperhygiene (vor allem Duschen) klappt bisher nicht ausreichend und die Mitbewohner beschweren sich oft über seinen Geruch. Auch Anna hatte angezeigt, dass sie das nicht mag. In seiner Freizeit geht Herr Miersch gerne mit der Wohngruppe zum Schwimmen und beteiligt sich an Kochsituationen. Handwerklich ist er recht geschickt. Unter Anleitung kann er beim Aufräumen und Sauberhalten seines Zimmers mitwirken. Die Leiterin der Wohngruppe berichtet von herausforderndem Verhalten von Herrn Miersch, insbesondere wenn er seinen Kopf gegen die Wand schlägt, laut herumschreit oder auch die anderen Bewohner in der Nacht durch sein Herumlaufen und Lautieren stört. Dann (beim Stören der Mitbewohner in der Nacht) wird er von Gemeinschaftsaktivitäten ausgeschlossen. Im Gespräch mit der Mutter haben die Mitarbeiter:innen der Wohngruppe vorgeschlagen, dass Herr Miersch im neu eröffneten Medizinischen Zentrum für Erwachsene mit Behinderungen (MZEB) vorgestellt werden sollte. Dort arbeitet ein interdisziplinäres Team, das auch bei den Themen Autismus und Verhaltensauffälligkeiten kompetent sei. Herr Miersch hat mitgeteilt, dass er in das MZEB nur mit Anna gehen möchte.

ICF-Strukturierung

Aus didaktischen Gründen sind die Inhalte aus dem Text komplett in die Übersicht genommen worden. Deshalb sind an dieser Stelle mehr als die von der WHO empfohlenen Kodes (Items) aufgeführt.

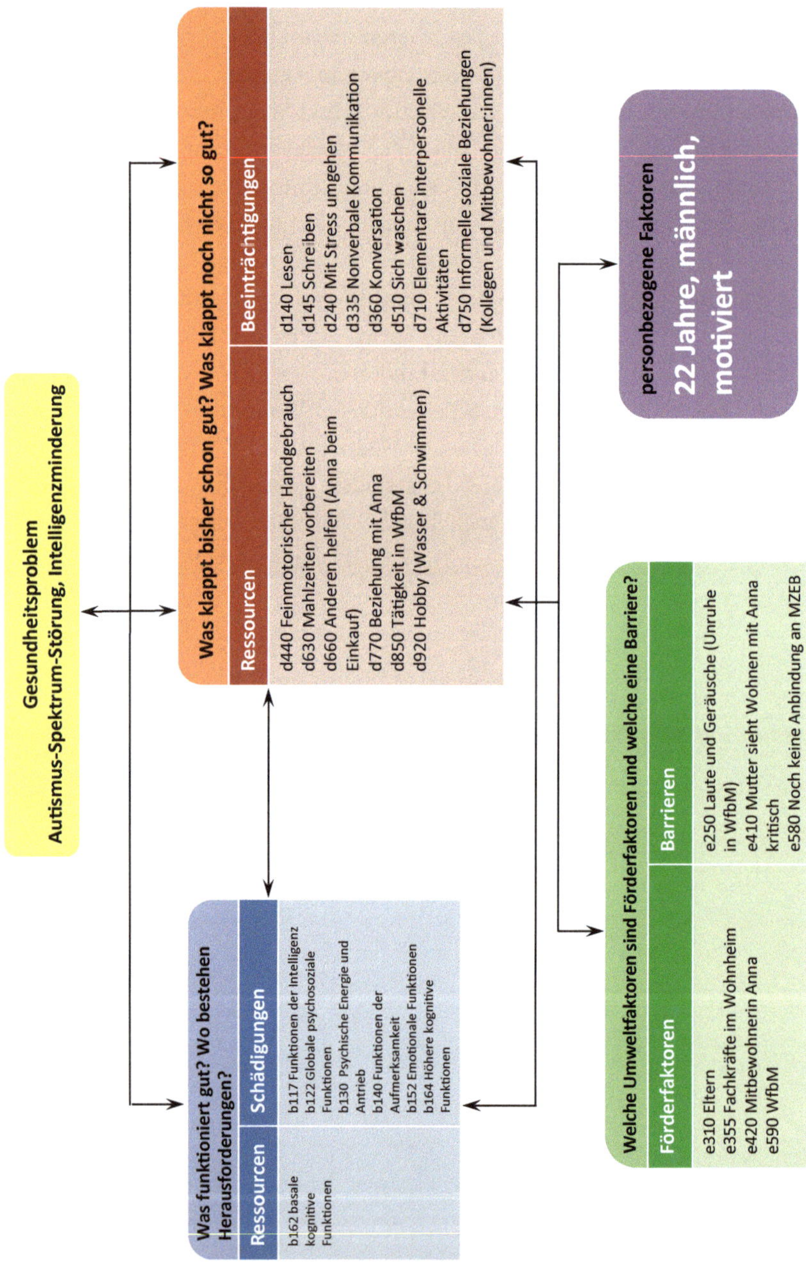

Herr Miersch

Netzwerkkarte

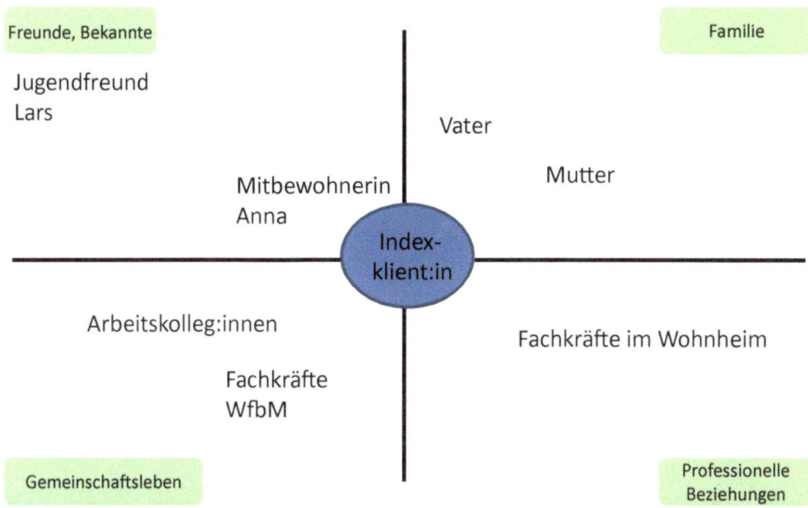

Personbezogene Betrachtung

„Ich mag nicht, wenn alle laut sind."

„Ich will mit Anna sein."

„Gerne einkaufen mit Anna."

Interdisziplinäre Betrachtung

Sozialarbeiter WfbM

„Herr Miersch ist ein guter und fleißiger Mitarbeiter, wenn alles nach Plan läuft und ruhig ist. Wenn dies jedoch mal nicht so ist – was bei uns häufiger vorkommt –, dann wird er häufig aggressiv und verletzt sich selbst. Da hilft dann nur noch eine Auszeit draußen. Ich denke, dass Herr Miersch sein professionelles Netzwerk erweitern sollte. Zum Beispiel durch eine Vorstellung in dem MZEB. Ebenfalls sollte eine neue Diagnostik durchgeführt werden."

Fachkraft Besondere Wohnform

„Herr Miersch braucht mehr Verständnis, dann gibt es auch weniger Probleme mit seinem Verhalten. Er ist doch recht aufgeschlossen, so wie es ihm eben möglich ist. Und er ist verliebt. Ich denke, hier am Wohnort gibt es weniger Probleme, wenn er mehr mit Anna zusammen sein könnte. Leider lässt das seine Betreuerin noch nicht zu."

Wechselwirkungen zu „Informelle soziale Beziehungen" (Kollegen und Mitbewohner:innen) (d750)

An dieser Stelle sind *mögliche* Wechselwirkungen vorgestellt; weitere Wechselwirkungen könnten beschrieben werden. Aus didaktischen Gründen sind alle Inhalte, die an dieser Stelle nicht aufgeführt werden, aus der Übersicht entfernt worden. Wechselwirkungen sind Hypothesen, die im interdisziplinären Diskurs Berücksichtigung finden.

a) Wechselwirkungen mit Körperfunktionen:
Herr Mierschs Abweichung in der Kontrolle seiner emotionalen Funktionen (b152) kann verstärkt dazu beitragen, dass er in sozialen Beziehungen zu Kollegen oder Mitbewohner:innen situationsunangemessen reagiert. Der Aufbau und das Fortbestehen derartiger Beziehungen hängt ebenfalls maßgeblich davon ab, wie Herr Miersch sich seinen Mitmenschen gegenüber verhält.

b) Wechselwirkungen mit dem Kontext:
Laute Geräusche und Unruhe (e250) – gerade im Arbeitskontext – bringen Herrn Miersch aus dem Gleichgewicht und führen bei ihm zu innerer Angespanntheit und autoaggressivem Verhalten. Dies hat Auswirkungen auf die jeweiligen sozialen Beziehungen. Wiederum können Ruhe, ein entspanntes Arbeits- und Wohnklima dazu beitragen, dass es Herrn Miersch leichter fällt, soziale Beziehungen – im jeweiligen Kontext – zu pflegen. Seine Mitbewohnerin Anna (e420) stellt für Herrn Miersch eine große Unterstützung im Bereich sozialer Beziehungen dar. Auch dadurch wird seine Fähigkeit trainiert, soziale Beziehungen aufzubauen.

c) Wechselwirkungen mit anderen Lebensbereichen:
Herr Mierschs Beeinträchtigung im Bereich der informellen sozialen Beziehungen, und das häufig damit einhergehende Verhalten, wirkt sich auf seine Tätigkeit in der WfbM aus (d850). Die Tätigkeit in der WfbM wiederum kann sich auch positiv auf den Bereich informeller sozialer Beziehungen auswirken.

Wechselwirkungen: d750

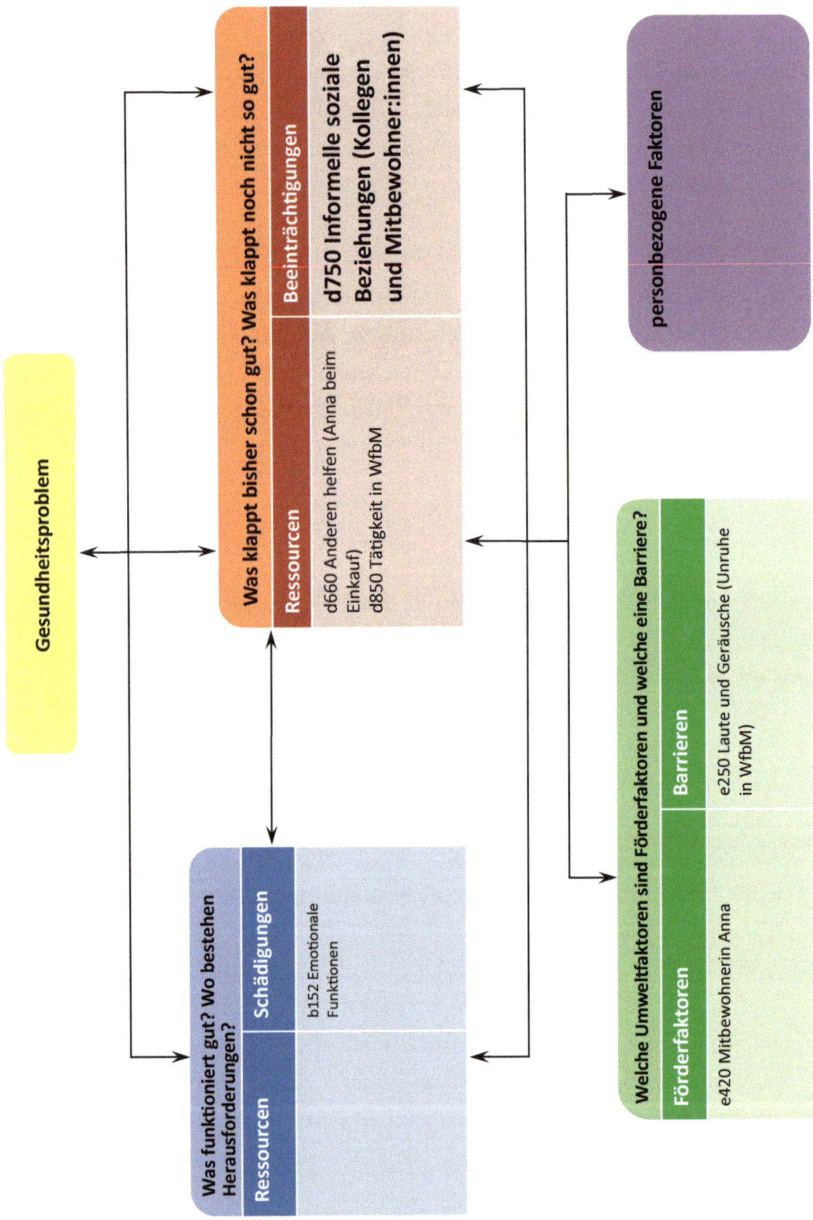

Veränderungswunsch	„Ich will mit Anna sein." „Gerne einkaufen mit Anna."	„Ich mag nicht, wenn alle laut sind."
Angesprochene Lebensbereiche	d510 Sich waschen d660 Anderen helfen (Anna beim Einkauf) d710 Elementare interpersonelle Aktivitäten d770 Beziehung mit Anna	d240 Mit Stress umgehen d335 Nonverbale Kommunikation d360 Konversation d710 Elementare interpersonelle Aktivitäten d750 Informelle soziale Beziehungen (Kollegen und Mitbewohner:innen)
SMARTe Ziele	1) „Ich gehe jeden Tag nach der Arbeit duschen." (d510)	2) „Ich zeige anderen Menschen, mit Hilfe einer Bildkarte, wenn es mir nicht gut geht." (d240, d335)

Maßnahmenplan	Ziel 1) „Ich gehe jeden Tag nach der Arbeit duschen."	
Wer ist verantwortlich?	**Was?**	**Bis wann?**
Leiterin (Besondere Wohnform)	Mit Herrn Miersch Motivationsplan erstellen (erkennbar machen, dass sich Anna über besseren Duft freut und dann lieber Zeit mit ihm verbringt) evtl. „Social story" hierzu Dokumentation in der EDV	In 1 Monat
Herr Dzobrek	Auf dem Tagesplan mit Herrn Miersch ein Zeichen für das Duschen nach der Arbeit anbringen	In 1 Monat Dann täglich
Herr Dzobrek (Betreuer Wohnen)	Herrn Miersch unter Zuhilfenahme des Tagesplans nach der Arbeit auf das Duschen hinweisen und ihn bei der Umsetzung unterstützen; Handlungsablaufplan: Duschen, Visualisierungshilfe dabei ansehen	In 1 Monat Dann täglich
Leiterin (Besondere Wohnform)	Organisiert Regelungen für Urlaubs- und Krankheitsvertretung	In 1 Monat
Herr Dzobrek (Betreuer Wohnen)	Das Duschen wird *vor* weitere Aktivitäten (Einkaufen, Zeit mit Anna) gelegt Herr Miersch wird dafür gelobt	täglich
Herr Dzobrek (Betreuer Wohnen)	Reflexionsgespräch mit Herrn Miersch	Nach 2 Monaten

Maßnahmenplan	Ziel 2) „Ich zeige anderen Menschen, mit Hilfe einer Bildkarte, wenn es mir nicht gut geht.“	
Wer ist verantwortlich?	**Was?**	**Bis wann?**
Herr Dzobrek (Betreuer Wohnen)	Spricht mit der Betreuerin das Vorgehen ab	In 1 Woche
Herr Dzobrek	Meldet Herrn Miersch im MZEB an Wird einen Termin vereinbaren, den er persönlich begleiten kann	Sofort nach Zustimmung der Betreuerin
Herr Dzobrek	Telefoniert mit Herrn König (WfbM) und vereinbart Termin zur Abstimmung der beiden Fachkräfte	In 2 Wochen
Herr Dzobrek Herr König (Betreuer)	Beratung zu einfacher Möglichkeit für eine Unterstützte Kommunikation (Bildkarte erarbeiten)	In 1 Monat
Herr König (Betreuer)	Arbeitet mit Bildkarte in der Werkstatt; Alternativplan erstellen (auf Situationen in der WfbM bezogen) Bildkarte für Herrn Miersch an einem Schlüsselanhänger an seiner Hose für ihn jederzeit griffbereit zur Verfügung stellen Erläuterung der Anwendung (für Herrn Miersch) Bei Benutzung positive Rückmeldung	In 2 Monaten Dann täglich/nach Bedarf
Herr Dzobrek	Arbeitet mit gleichen Bildkartenangeboten im Bereich Wohnen	In 2 Monaten Dann täglich/nach Bedarf
Herr Dzobrek	Diagnostik im MZEB: Herr Miersch mit Begleitung durch Herrn Dzobrek (Betreuer Wohnen)	In 3–6 Monaten (kalkulierte Wartezeit)
Herr Dzobrek	„Runder Tisch“ mit Betreuerin und Fachleuten aus MZEB: Besprechung der Ergebnisse und der daraus resultierenden Folgen für die Arbeit mit Herrn Miersch	Zum Abschluss der Diagnostik im MZEB
Herr Dzobrek	Kommuniziert Ergebnisse und berät weiteres Vorgehen mit Fachkräften aus dem Bereich Wohnen und WfbM	Nach Abschluss der Diagnostik im MZEB

Herr Müller: 25 Jahre

Herr Sven Müller (25) lebt seit einem halben Jahr in einer besonderen Wohnform (WG) in einer größeren Stadt, dem Wohnort seiner Mutter. Sein Vater ist vor einem Jahr verstorben. Herr Müller hat zwei ältere Geschwister; sein Bruder hat eine hyperkinetische Störung (ADHS) und seine Schwester eine bipolare Störung.

Als Kind erhielt er im Alter von drei Jahren die Diagnose Frühkindlicher Autismus, nachdem es deutliche Entwicklungsverzögerungen (Sprache) und Verhaltensauffälligkeiten gab, z. B. aß er in großen Mengen Steine, wenn ihm dies unbemerkt gelang. Dies verursachte heftige Zahnschäden, sodaß er im Alter von vier Jahren bereits Kronen auf den Backenzähnen erhielt. Es wurde im Alter von sechs Jahren eine Intelligenzbeeinträchtigung (IQ von 60 in einem sprachfreien Test bei ausreichender Mitarbeit) festgestellt. Eine bildgebende Diagnostik des Kopfes erfolgte (bislang) nicht. Er besuchte den heilpädagogischen Kindergarten und erhielt Logopädie (er gab bis zum Alter von drei Jahren nur präverbale Äußerungen von sich) sowie Ergotherapie. Er besuchte sehr gerne eine Förderschule (für Geistige Entwicklung), in der er teilweise Lesen und Schreiben (Niveau der 1. Klasse) lernte. Die Lehrkräfte beschrieben im Entwicklungsbericht, dass man sich in seine Sprache „einhören" kann und so „das Notwendigste" versteht; weitere Hilfsmittel zur Kommunikation wurden nicht eingesetzt. In der Schule zeigte er phasenweise immer wieder für andere herausfordernde Verhaltensweisen, indem er sehr unruhig war, oft aufstand und im Zimmer herumlief. Teilweise warf er mit Gegenständen nach anderen Kindern. Ein strukturierter Ablauf (durch Visualisierungen) konnte das Auftreten von herausfordernden Verhaltensweisen reduzieren.

Seit seinem 19. Lebensjahr arbeitet Herr Müller in der Werkstatt für Menschen mit Behinderungen (WfbM) in wechselnden Bereichen. Dort gibt es in den letzten Monaten häufiger wieder Phasen von herausforderndem Verhalten, indem er mit Gegenständen nach anderen Personen wirft, oder auch vermehrt selbstverletzendes Verhalten, durch das Schlagen des Kopfes gegen die Wand oder Selbstverletzungen durch scharfe Gegenstände. In der WfbM haben die bisherigen Interventionen dieses Verhalten nicht ausreichend beeinflussen können. Nach seinem Umzug kann Herr Müller nicht mehr wie zuvor mit dem Rad und seiner Mutter zur WfbM fahren, was die beiden auch in der Freizeit taten, sondern er wird mit dem Bus abgeholt. Auf der Busfahrt kam es seit dem letzten halben Jahr zu herausforderndem Verhalten durch das Schmieren mit Kot im Bus. Nachdem das Busunternehmen androhte, Herrn Müller nicht mehr zu transportieren, trägt er nun im Bus Windeln und einen Bauchgurt. Danach begann das heftige Schaukeln und er summte im Bus zunehmend laut. Vor zwei Monaten begann er schließlich, seinen Kopf gegen die Scheiben zu schlagen. Es stellte sich nach einem Gespräch mit dem Busfahrer heraus, dass dieser die Musik angestellt hatte, um das Summen nicht mehr zu hören. Das Kopfschlagen hatte aufgehört, nachdem die Musik ausblieb.

Seit sechs Wochen kann er nicht mehr am Arbeitsprozess in der WfbM teilnehmen. Zur Zeit kann sich Herr Müller – aufgrund der Verhaltsprobleme – nur im Bereich der Tagesgruppe aufhalten; eine sehr individuelle Betreuung ist dort möglich. Dort beschäftigt er sich mit Tätigkeiten der Haushaltsführung; diese kann er meist sehr geschickt ausführen. Hier fragt er immer wieder nach, wo die anderen Mitarbeiter sind. Das Ausführen von Mehrfachaufgaben und Routinen macht eine fachliche Anleitung erforderlich. Abstraktes Denken fällt Herrn Müller schwer. Einfachen, klaren Anleitungen kann er gut folgen, längere Sätze oder rhetorische Figuren kann er nicht gut verstehen. In einem Monat (Frühling) soll bei positiver Entwicklung ein neuer Versuch in der WfbM im Bereich der Gartenarbeit gestartet werden. Die Tagesgruppe ist im selben Gebäude wie die Werkstatt gelegen; Herr Müller kann sich auf dem Gelände und im Gebäude gut orientieren. Den Toilettengang kann er dort selbstständig durchführen. Aktuell wird er zur Toilette (bis zur Tür und zurück in die Gruppe) begleitet. Nach dem Toilettengang verbringt er dort gern lange Zeit mit dem Händewaschen mit Seifenschaum und dem Kneten der Seife. Die Windel (s. o.) wird nach dem Ankommen am Morgen ausgezogen, und zum Transport an den Wohnort zieht er derzeit eine neue Windel an.

Auch in der neuen WG ist das Kotschmieren nun vermehrt aufgetreten und wird von den Betreuern als extrem belastend empfunden. Zunächst wurde vermutet, dass es durch die neue Umgebung bedingt sei und durch Eingewöhnung von selbst nachlassen würde. Zur Zeit braucht Herr Müller deshalb eine ständige Begleitperson. Beim Duschen benötigte er auch zuvor schon Anleitung; beim Toilettengang benötigt er neuerdings Hilfe bei der Hygiene. In der Gruppe der Tagesstruktur ist das nicht notwendig.

In der Wohngruppe hilft er beim Kochen gerne (z. B. Kartoffeln schälen), beim Essen hat er zur Zeit immer eine Begleitperson neben sich (obwohl er beim Essen keine Hilfe benötigt), da es einige Selbstverletzungen (in den letzten Monaten mit dem Messer) gab. Seit vier Monaten bestehen deutliche Einschlafschwierigkeiten; zum Teil ist er (auch in der Arbeitswoche) bis 2:30

Uhr wach. Es braucht zur Zeit lange, bis er zur Ruhe kommt; in der Nacht wacht er manchmal schreiend oder weinend auf. Herrn Lischka (Betreuer in der Wohngruppe und zur Zeit engste Bezugsperson) gelingt es, ihn in der Nacht zu beruhigen, indem er mit ihm in den Therapieraum geht, wo er in der Hängematte schaukeln kann. Häufig spricht er dann von seinen Eltern. Hierbei sagt er immer wieder, dass beide weg seien. Die Mutter befindet sich seit vier Wochen in einer Rehamaßnahme und kann ihren Sohn nicht wie sonst am Wochenende besuchen. Seine Mutter hatte darauf hingewiesen, dass Herr Müller die Möglichkeiten eines Gartens vermisst und gerne „draußen" sei; zu Hause (bis zum Umzug) habe er bei den Eltern fast die gesamte Freizeit mit Gartenarbeit verbracht. Dies habe sich positiv auf sein Verhalten ausgewirkt. In Zukunft möchte die Mutter alle zwei Wochen ihren Sohn sehen und etwas mit ihm unternehmen (z. B. Radfahren, Kochen). Seitens der Leitung aus dem Wohnbereich ist die Mutter (Betreuerin von Herrn Müller für alle Angelegenheiten) zu einem gemeinsamen Gespräch („Runder Tisch") in drei Wochen (nach Rückkehr aus der Rehabilitation) eingeladen worden. Dabei werden auch Vertreter:innen aus der WfbM beziehungsweise der Tagesgruppe teilnehmen. Hierbei sollen Erfahrungen im Umgang mit Herrn Müller, zum Beispiel seine Bedürfnisse und Stressbewältigungsstrategien sowie bisher hilfreiche Interventionen, ausgetauscht werden. Der Busfahrer hat mitgeteilt, dass er bei diesem Treffen nicht mitwirken kann. Der Hausarzt von Herrn Müller hatte beim letzten Hausbesuch angeregt, dass eine Vorstellung im Medizinischen Zentrum für Erwachsene mit Behinderung erfolgen sollte. Dort gebe es die Möglichkeit der ärztlich-psychiatrischen, therapeutischen und sozialpädagoischen Vorstellung. Herr Lischka unterstützt diesen Vorschlag und wünscht sich insbesondere eine psychologisch-psychotherapeutische Einbeziehung für Herrn Müller, damit möglicherweise wichtige biografische Belange im pädagogisch-therapeutischen Gesamtkonzept fachlich fundiert berücksichtigt werden können. Eine augenärztliche und HNO-ärztliche Untersuchung hatte Ende letzten Jahres einen unauffälligen Befund gezeigt.

ICF-Strukturierung

Aus didaktischen Gründen sind die Inhalte aus dem Text komplett in die Übersicht genommen worden. Deshalb sind an dieser Stelle mehr als die von der WHO empfohlenen Kodes (Items) aufgeführt.

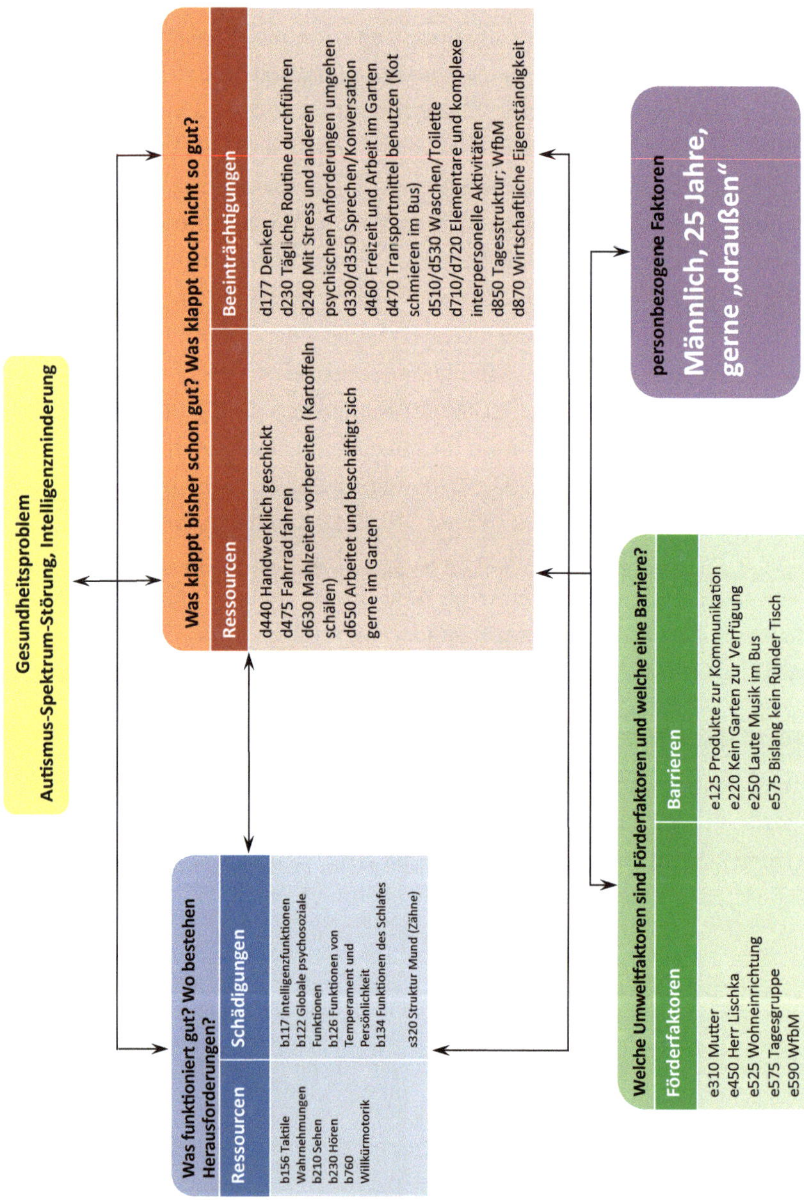

Herr Müller

Netzwerkkarte

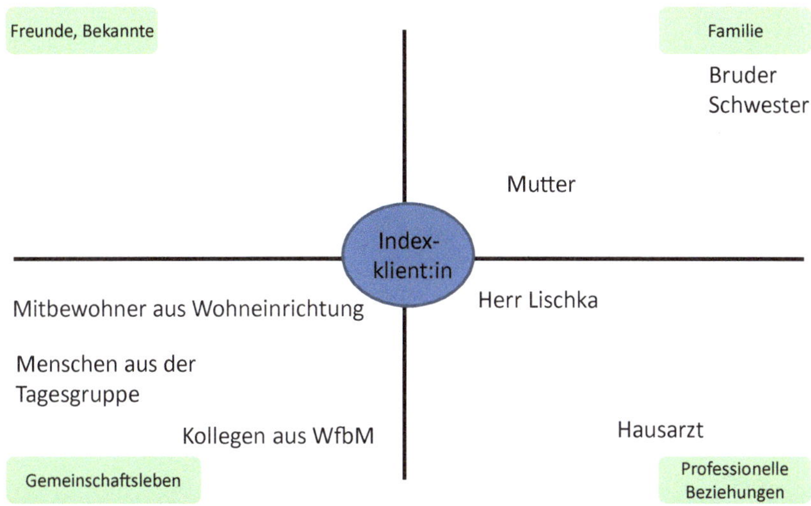

Personbezogene Betrachtung

„Mama und Papa weg."

„Garten weg."

„Kochen ist Spaß."

„Fahrrad ist Spaß."

Interdisziplinäre Betrachtung

Betreuer Wohngruppe

„Für Herrn Müller sind Veränderungen schwierig. Der Tod seines Vaters hängt ihm sehr nach, dies kann er leider nicht so äußern. In vielen Bereichen geht ihm dies so. Mittlerweile verstehe ich die meisten seiner sprachlichen Äußerungen, denke jedoch, dass es wichtig wäre, ihn noch besser verstehen zu können. Zum Beispiel mit einem Talker oder Ähnlichem."

Leiterin WfbM

„Die Arbeit mit Herrn Müller ist zur Zeit sehr anstrengend. Er kann sein Verhalten nur sehr schlecht regulieren und sorgt in der Gruppe bzw. bei seinen Kollegen häufig für Verunsicherungen und Unruhe durch sein selbstverletzendes Verhalten. Ich denke, dass ein „Runder Tisch" mit allen Beteiligten zur Entwicklung einer gemeinsamen Unterstützungsstrategie angemessen wäre."

Wechselwirkungen zu „Arbeit erhalten, behalten, beenden (WfbM)“ (d850)

An dieser Stelle sind *mögliche* Wechselwirkungen vorgestellt; weitere Wechselwirkungen könnten beschrieben werden. Aus didaktischen Gründen sind alle Inhalte, die an dieser Stelle nicht aufgeführt werden, aus der Übersicht entfernt worden. Wechselwirkungen sind Hypothesen, die im interdisziplinären Diskurs Berücksichtigung finden.

a) Wechselwirkungen mit Körperfunktionen:
Die Beeinträchtigung der mentalen Funktionen wie psychische Stabilität und Temperament (b126) wirkt sich auf die Durchführung von Herrn Müllers Arbeit in der WfbM (d850) aus. Eine Arbeit zu erhalten, behalten und zu beenden hat Einfluss aus diese mentalen Funktionen (b126).

b) Wechselwirkungen mit dem Kontext:
Unzureichende Hilfsmittel für die Kommunikation (e125) erschweren das Arbeiten in der WfbM (d850); die Tätigkeit in der Werkstatt steht in Wechselwirkung zu möglichen (derzeit nicht vorhandenen) Hilfsmitteln für die Kommunikation.

c) Wechselwirkungen mit anderen Lebensbereichen:
Die tägliche Routine durchzuführen (d230) hat Einfluss darauf, ob und wie Herr Müller eine Arbeit durchführt (d850). Eine Arbeit durchzuführen oder abzubrechen nimmt Einfluss auf die tägliche Routine (d230).

Wechselwirkungen: d850

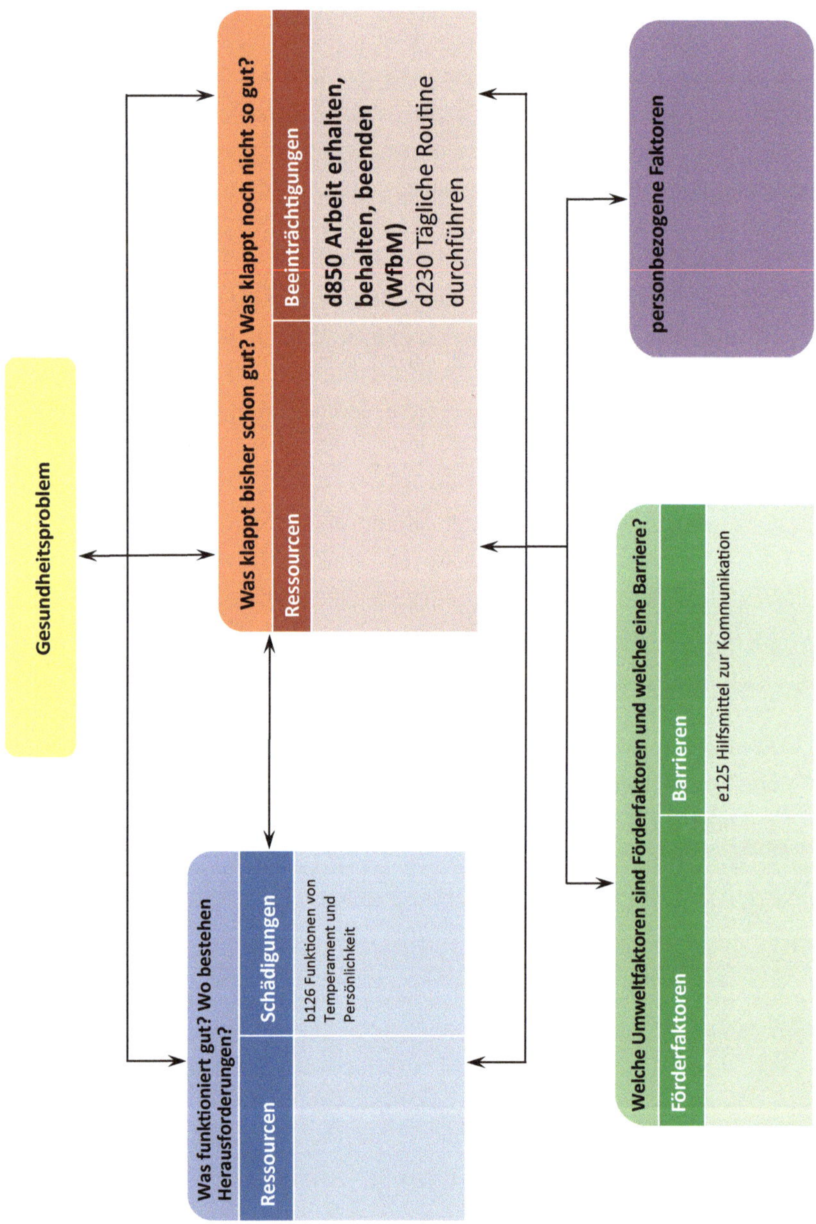

Veränderungswunsch	„Im Garten sein". (Herr Müller) „Sven war zu Hause fast jeden Tag und sehr gerne im Garten. Das fehlt ihm sehr." (Mutter)	„Mama wieder da." (Herr Müller) „Nach dem Verlust des Vaters hat Herr Müller jetzt auch Angst, dass er seine Mutter nicht wiedersieht." (Herr Lischka)
Angesprochene Lebensbereiche	d160 Aufmerksamkeit lenken d230 Tägliche Routine durchführen d240 Mit Stress und psychischen Anforderungen umgehen d570 Für mentales Wohlbefinden sorgen d710 Elementare interpersonelle Aktivitäten d850 Arbeit in der Werkstatt	d132 Informationen erwerben d350 Konversation d710 Elementare interpersonelle Aktivitäten d760 Familienbeziehungen d920 Erholung und Freizeit
SMARTe Ziele	1) „In einem Monat arbeite ich in der Werkstatt jeden Tag im Garten" (d570)	2) „In einem Monat sehe ich Mama wieder alle 14 Tage." (d760)

Maßnahmenplan	Ziel 1) „In einem Monat arbeite ich in der Werkstatt jeden Tag im Garten."	
Wer ist verantwortlich?	**Was?**	**Bis wann?**
Gruppenleiterin WfbM/ Tagesgruppe	Gespräch mit Leitung Garten, Absprache Arbeitsbedingungen, Möglichkeiten des Einsatzes besprechen, Informationsaustausch	In 1 Woche
Gruppenleitung Tagesstruktur	Tragen eines Schlüsselbandes mit Namensschild „Herr Müller", um Zuständigkeit zu symbolisieren	In 1 Woche
Leitung Garten	Wochenplan vorbereiten, Symbole für verschiedene Gartenarbeiten, Tagesstrukturen (Pause, Frühstück etc.) erstellen, laminieren	In 2 Wochen
Gruppenleitung Garten	Gespräch mit Gruppenleiter und Herrn Müller, Ablaufplan/Tagesstruktur „Arbeit im Garten" visualisieren, Wochenplan erstellen	In 3 Wochen
Leitung Garten/Gruppenleiter Tagesgruppe	Zuständigkeit von neuem Gruppenleiter durch Übergabe Schlüsselband mit Schild „Herr Müller"; Wechsel hiermit anzeigen	In 4 Wochen
Leitung Garten	Wochenplan für Herrn Müller sichtbar machen (transportabel) Herrn Müller mit Hilfe des Plans auf die Tagesstrukturen hinweisen, wenn diese bevorstehen	In 4 Wochen
Leitung Garten	Reflexionsgespräch mit Herrn Müller (mit Hilfe von UK) zur Arbeitssituation	In 8 Wochen

Maßnahmenplan	Ziel 2) „In einem Monat sehe ich Mama wieder alle 14 Tage."	
Wer ist verantwortlich?	**Was?**	**Bis wann?**
Herr Lischka	Gespräch mit Herrn Müller zwecks Bedürfnisklärung in Bezug auf Kontakt zu seiner Mutter	In 1 Woche
Herr Lischka	Gespräch mit Frau Müller zwecks Abklärung, wann sie aus der Reha zurück ist und wie sich der zukünftige Kontakt zu ihrem Sohn gestalten soll (z. B. Fahrradtour, da dies eine vertraute Aktivität darstellt und durch den Umzug der Mutter die neue Wohnsituation ohne Garten schon eine Umstellung für Herrn Müller bedeutet)	In 1 Woche
Herr Lischka	Telefonische Absprache mit Mutter (Betreuerin) für die Vorstellung im MZEB Terminierung	In 1 Woche
Herr Lischka	Fertigt Bildkarten an, um im Wochenplan Treffen mit Mutter zu symbolisieren	In 2 Wochen
Herr Lischka	Gespräch mit Herrn Müller: Zuteilung der Termine mit der Mutter (Bildkarten) im Wochenplan; Vorschlag Fahrradtour (Alternative: Kochen)	In 3 Wochen
Herr Lischka	Hilft Herrn Müller bei Vorbereitungen für das Treffen mit der Mutter (z. B. Fahrrad bereitstellen, Tasche packen)	In 4 Wochen 14-tägig
Frau Müller (Mutter)	Holt alle zwei Wochen am Wochenende ihren Sohn ab und unternimmt mit ihm eine Fahrradtour bei passendem Wetter	In 4 Wochen

Herr Bertram: 43 Jahre

Herr Bertram ist 43 Jahre alt, verheiratet und hat zwei Kinder, Mädchen im Alter von sechs und acht Jahren. Seine Frau ist Zahnarzthelferin und arbeitet in Vollzeit.

Bereits als Kind sagten die Großeltern über ihn, er würde sich wie ein Erwachsener verhalten. In der Schule hatte er immer gute Noten, vor allem in Mathematik und den Naturwissenschaften. Von seinen Eltern, sein Vater Professor für Mathematik und seine Mutter Medizinisch-technische Assistentin, erhielt er viel Anerkennung für seine Begabungen. Seine zwei Jahre ältere Schwester Martina war in ihrer Jugend drogensüchtig und bereitete den Eltern nach seiner Aussage „großen Kummer“. Bei Herrn Bertram traten in der Jugendzeit zum ersten Mal Depressionen auf, die mit der schwierigen familiären Situation in Zusammenhang gebracht wurden. Herr Bertram schien nicht mehr so belastbar zu sein und litt unter psychosomatischen Beschwerden, wie z. B. Schlafstörungen und Obstipation, aber auch unter Tics. Durch eine Verhaltenstherapie konnte er das Auftreten der Tics stark reduzieren und er suchte sich auf Anraten seiner Therapeutin ein sportliches Hobby, das Segeln, aus.

Schon als Kind suchte er seine Kleidung immer nach bestimmten Farben aus (alles in Blau). Seine Mitschüler nannten ihn deshalb „Blue“. Während der Schulzeit auf dem Gymnasium hatte er einen besten Freund, mit dem er in der Freizeit seinem Hobby, dem Segeln, nachging. Innerhalb der Gemeinschaft des Segelvereins nahmen sie gemeinsam an einigen Veranstaltungen und Wettbewerben teil. Nach dem Abitur verloren sich die Freunde aus den Augen und der Kontakt beschränkte sich auf das Ehemaligentreffen des Gymnasiums.

Herr Bertram machte eine Ausbildung als Bankkaufmann, wurde in der Bank anschließend in ein festes Angestelltenverhältnis übernommen. Seine Frau lernte Herr Bertram vor zehn Jahren kennen und sie heirateten zwei Jahre später. Die Töchter haben zur Mutter ein enges Verhältnis und verbringen viel Zeit mit ihr; die Beziehung zwischen Vater und den Töchtern ist wenig intensiv. Herr Bertram musste regelmäßig alle zwei Wochen auf Geschäftsreise, da er als Filialleiter an auswärtigen Besprechungen teilnehmen musste. Die Familie kam gut mit dieser Situation zurecht und an den freien Wochenenden verbrachten alle gern Zeit miteinander, meistens bei gemeinschaftlichen Veranstaltungen des Segelvereins, in dem die beiden Töchter auch aktiv sind.

Durch Reduzierung der Filialen sollte Herr Bertram ein anderes Tätigkeitsfeld mit mehr Verantwortung in der städtischen Zentrale der Bank und weniger Geschäftsreisen übernehmen. Es traten im Zuge dieser Umstellungen vermehrt psychische Belastungsstörungen bei ihm auf, mit Schlafstörungen, Depressionen und Tics. Immer häufiger kam es zu krankheitsbedingten Fehltagen und Irritationen bei der Arbeit. Nach einem Gespräch mit dem Vorgesetzten und der Betriebsrätin entschied sich Herr Bertram für eine Weiterbildung zum Online-Bankberater, um von zu Hause aus arbeiten zu können. Immer häufiger gab es im Verlauf aber Streitereien der Eheleute wegen zwanghafter Verhaltensweisen, wie z. B. Geschirr immer in der gleichen Reihenfolge in die Spülmaschine zu stellen oder die kategorische Sortierung der Kleidungsstücke nach Farben. Als eines Tages die Wäsche verfärbt war, die Spülmaschine nicht funktionierte und der Computer abgestürzt war, brach Herr Bertram am Abend völlig zusammen und sprach von Suizidgedanken.

Daraufhin erfolgte die Aufnahme in die psychiatrische Klinik. Dabei wurde auch die Diagnose einer Autismus-Spektrum-Störung (ASS) gestellt. Die Verlaufsdiagnostik bestätigte, dass Herr Bertram ein Asperger-Syndrom hat. Dies war für ihn und seine Frau dann auch eine Erklärung für die häufigen Störungen in der Kommunikation und bei sozialen Interaktionen in allen Lebensbereichen, die auch weiter fortbestehen. Er arbeitet jetzt seit einem Jahr in Teilzeit von zu Hause aus für seinen früheren Arbeitgeber im Bereich des Controllings. Diese Tätigkeit entspricht seinen Interessen und macht ihn zufrieden. Seine Sorgfalt und sein gutes Gedächtnis helfen ihm beim Erfüllen der Arbeitsaufträge. Mit seinem Vorgesetzten kommt er gut zurecht; der Vorgesetzte geht auf die Bedürfnisse seines Mitarbeiters ein. Mit anderen Kolleg:innen der Bank hat er derzeit keine Kontakte, dies empfindet er als Vorteil. Seit fast zwei Jahren besucht Frau Bertram regelmäßig eine Selbsthilfegruppe für Angehörige von Menschen mit ASS und Herr Bertram erhält seit einem Jahr Unterstützung durch das Autismusförderzentrum (Frau Schelling).

Herr Bertram kann die häuslichen und hauswirtschaftlichen Routinen nur eingeschränkt ausführen. Die Familie wird von einer Reinigungskraft zweimal die Woche zu Hause unterstützt. Seine Frau kauft für die Familie ein; er führt zu Hause das Ausgabenbuch. Bei unvorhergesehenen Ereignissen (familiär oder beruflich) gerät Herr Bertram leicht aus dem Gleichgewicht; dann treten Tics und Manierismen auf. Seine Frau sagt, dass er in den letzten Wochen zwar deutlich stabiler geworden sei, seine emotionale Schwingungsfähigkeit wirke aber weiterhin stark eingeschränkt. Er hat eine Verhaltenstherapie begonnen und erhält Medikamente gegen die Depressionen. Mit seiner Psychotherapeutin verstehe er sich gut; die Medikation beurteile er als hilfreich. Die aktive Teilnahme an Gemeinschaftsaktionen im Segelverein hat er noch nicht wieder aufgenommen, jedoch segelt er seit ein paar Wochen wieder regelmäßig an den Wochenenden. Zwei Mitglieder aus der Segelgemeinschaft hatten sich in der Vergangenheit zum Thema Behinderung abfällig geäußert („Witze"), hierüber war Herr Bertram sehr irritiert. Herr Bertram wünscht sich, dass er auch in Zukunft regelmäßig segeln kann und Kontakt zu anderen Seglern bekommt. Er hofft, dass er im häuslichen Bereich bald „viel mehr alleine machen kann", um seine Frau zu unterstützen. In Kürze steht ein gemeinsames Gespräch der Eheleute mit Frau Schelling zu diesen Themen an.

ICF-Strukturierung

Aus didaktischen Gründen sind die Inhalte aus dem Text komplett in die Übersicht genommen worden. Deshalb sind an dieser Stelle mehr als die von der WHO empfohlenen Kodes (Items) aufgeführt.

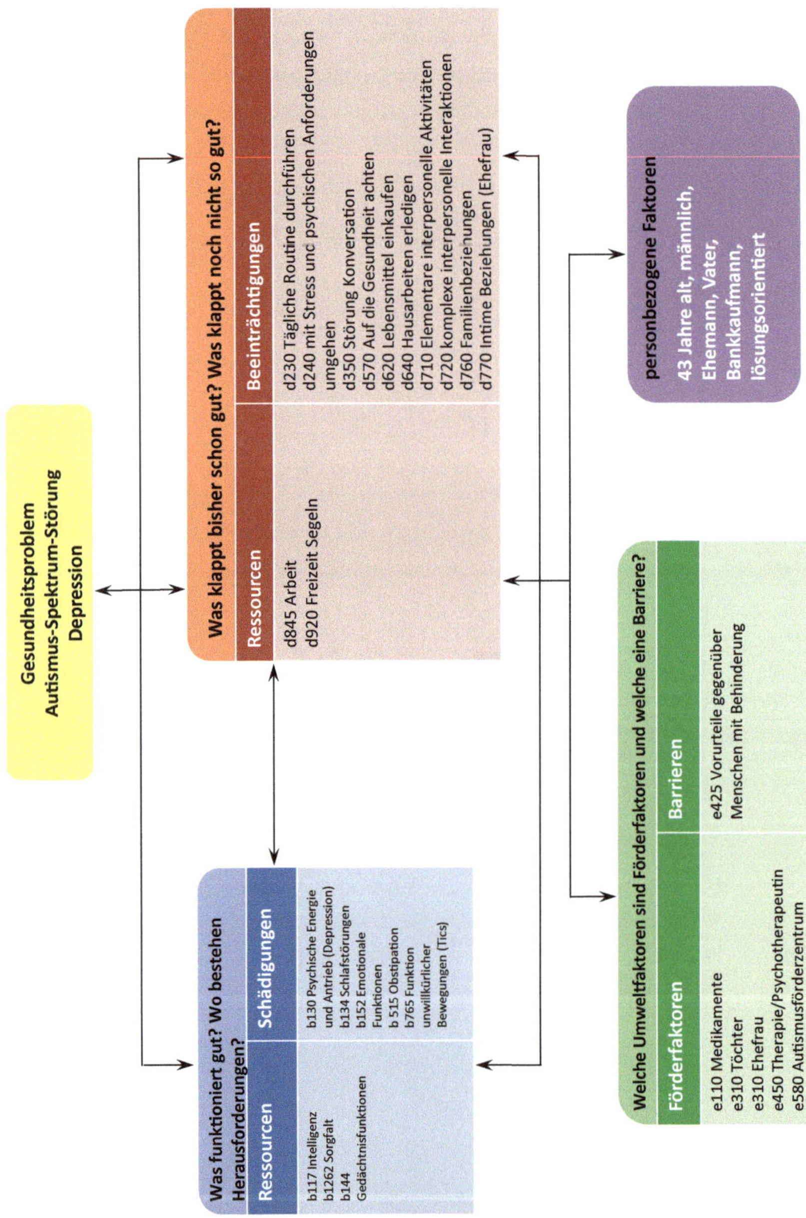

Herr Bertram

Netzwerkkarte

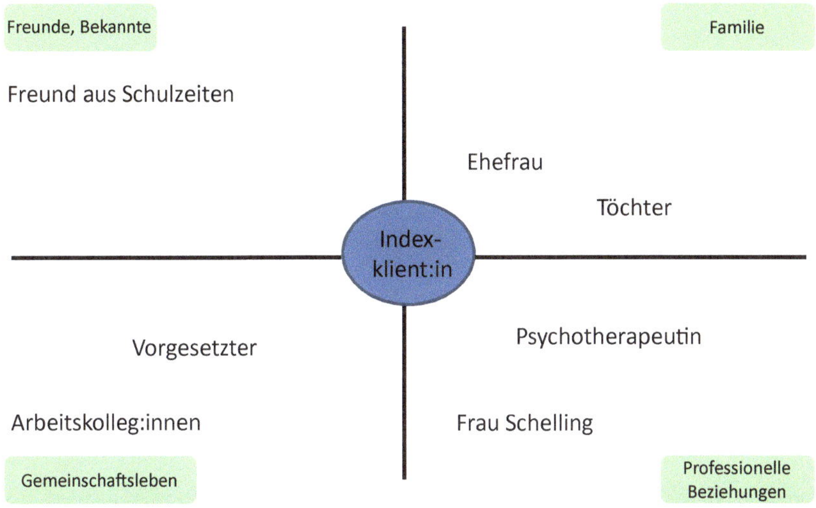

Personbezogene Betrachtung

„Ich sehne mich nach Ordnung und Ruhe."

„Ich möchte weiterhin segeln und wieder Segelfreunde zum Fachsimpeln treffen."

„Gern möchte ich meiner Frau im Haushalt wieder mehr helfen und selbstständiger sein."

Interdisziplinäre Betrachtung

Psychotherapeutin

„Die Behandlung von Herrn Bertram verläuft bisher gut. Die Medikamente beginnen anzuschlagen und wir arbeiten zunächst psychoedukativ, sodass Herr Bertram sukzessive versteht, was sich in seinem Inneren abspielt. Es ist wichtig, dass wir über die Situationen sprechen, in denen er akut belastet ist, und herausfiltern, was ihn in diesen Momenten unterstützen kann."

Autismusförderin

„Herr Bertram braucht Zeit für sich, um den Dingen nachgehen zu können, die ihn entspannen. Er benötigt Halt durch Strukturen für die täglichen Anliegen im Haushalt, bei der Arbeit und in der Freizeit. Dies wollen wir üben, damit er Sicherheit gewinnt und später alleine und selbständig alles machen kann, was er möchte. Ich kann ihm weitere Angebote zur Psychoedukation machen."

Wechselwirkungen zu „die tägliche Routine durchführen“ (d230)

An dieser Stelle sind *mögliche* Wechselwirkungen vorgestellt; weitere Wechselwirkungen könnten beschrieben werden. Aus didaktischen Gründen sind alle Inhalte, die an dieser Stelle nicht aufgeführt werden, aus der Übersicht entfernt worden. Wechselwirkungen sind Hypothesen, die im interdisziplinären Diskurs Berücksichtigung finden.

a) Wechselwirkungen mit Körperfunktionen:
   Herr Bertrams Beeinträchtigung seiner psychischen Energie und seines Antriebs (b130) hat Einfluss auf das Erledigen der täglichen Routine. Häufig fühlt er sich kraftlos und ausgezerrt, sodass es ihm nicht möglich ist, Routinen im Alltag aufrechtzuerhalten. Die Ausführung der täglichen Routinen können wiederum positiven Einfluss auf seinen generellen Antrieb und seine Energie haben.

b) Wechselwirkungen mit dem Kontext:
   Die Medikamente (e110) zur Linderung seiner Depression können Herrn Bertrams Stimmung positiv beeinflussen und dazu führen, dass er wieder mehr Antrieb hat, tägliche Routinen durchzuführen. Je nachdem, wie der Verlauf von Herrn Bertrams Depression ist, können die Medikamente angepasst werden. Herr Bertrams lösungsorientiertes Bewusstsein trägt maßgeblich dazu bei, dass er in Zukunft wieder Kraft gewinnt und tägliche Routinen durchführen kann. Die Ausübung dieser Routinen bestärkt ihn in seinem Denken und seinem Willen.

c) Wechselwirkungen mit anderen Lebensbereichen:
   Hausarbeiten zu erledigen (d640) steht in einem engen Zusammenhang mit der Ausübung von täglichen Routinen. Hausarbeiten durchzuführen ist momentan für Herrn Bertram nur schwer vorstellbar. Sobald er wieder stabil genug ist, die täglichen Routinen durchzuführen, ist es ihm auch möglich, wieder verschiedene Hausarbeiten zu übernehmen.

Wechselwirkungen: d230

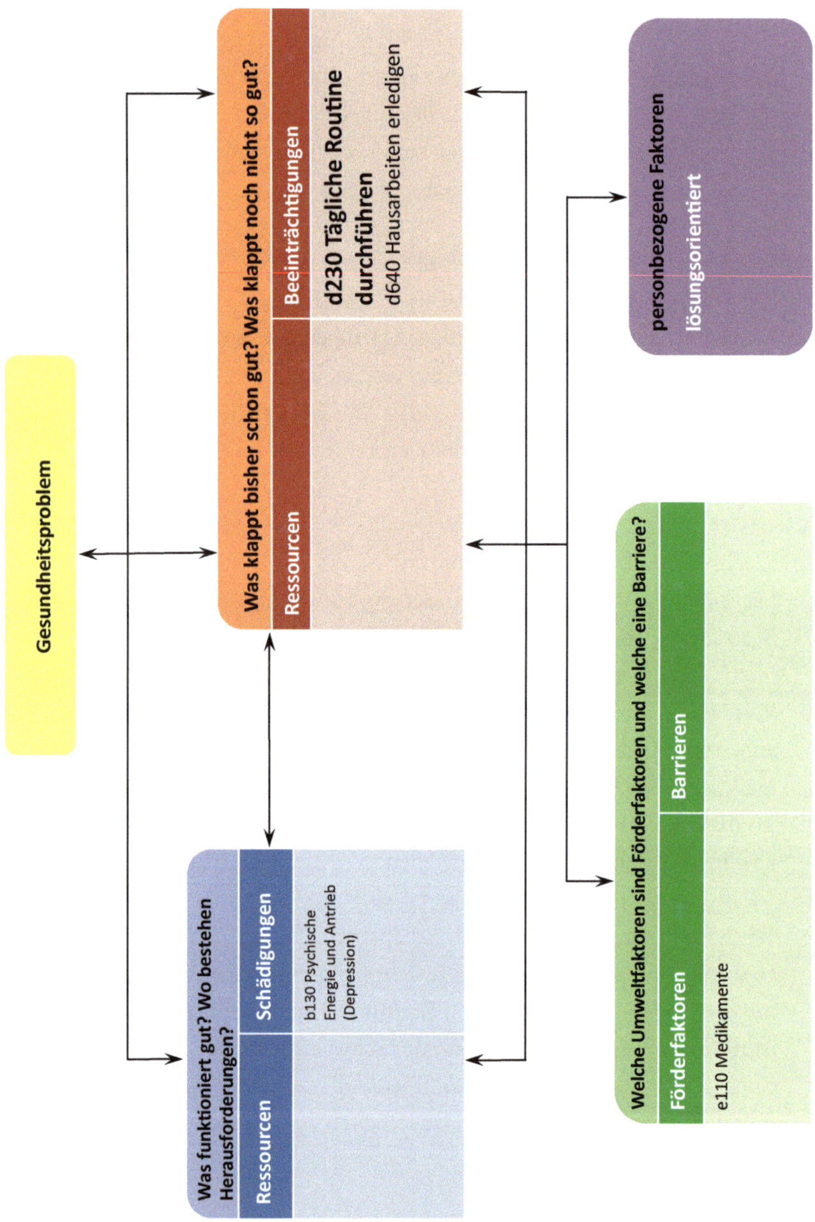

Veränderungswunsch	„Ich sehne mich nach Ordnung und Ruhe. Ich will wieder selbstständiger im Haushalt aktiv sein."	„Ich möchte weiterhin segeln und wieder Segelfreunde treffen."
Angesprochene Lebensbereiche	d240 Mehrfachaufgaben und d230 Tägliche Routine durchführen d240 Mit psychischen Anforderungen umgehen d640 Hausarbeiten erledigen	d350 Fachsimpeln d710/d720 Elementare und komplexe Interaktionen d920 Segeln
SMARTe Ziele	1) „In drei Monaten übernehme ich das Sortieren, Waschen, Trocknen und Verteilen der Wäsche im Haushalt." (d640)	2) „In sechs Monaten treffe ich mich einmal im Monat am Wochenende mit anderen Seglern zum Fachsimpeln." (d350)

Maßnahmenplan	Ziel 1) „In drei Monaten übernehme ich das Sortieren, Waschen, Trocknen und Verteilen der Wäsche im Haushalt."	
Wer ist verantwortlich?	**Was?**	**Bis wann?**
Herr Bertram	Herr Bertram erläutert seiner Ehefrau seinen Wunsch und sein Vorhaben	In 2 Wochen
Frau Schelling	Moderation eines gemeinsamen Gesprächs mit den Eheleuten; Handlungsplan und Wochenplan entwickeln	In 1 Monat
Eheleute Bertram	Herr und Frau Bertram informieren die Kinder unmittelbar danach über das abgesprochene Vorhaben	In 1 Monat
Herr Bertram	Umsetzung der erarbeiteten Pläne	In 1 Monat
Frau Schelling	Reflexionsgespräch mit den Eheleuten Bertram	In 3 Monaten

Maßnahmenplan	Ziel 2) „In sechs Monaten treffe ich mich einmal im Monat am Wochenende mit anderen Seglern zum Fachsimpeln."	
Wer ist verantwortlich?	**Was?**	**Bis wann?**
Herr Bertram	Herr Bertram geht wöchentlich zum Segeln	Ab sofort
Frau Schelling	Psychoedukation und Beratung von Herrn Bertram	In 3 Monaten
Herr Bertram	Kontaktaufnahme Seglerheim	In 5 Monaten
Herr Bertram	Herr Bertram trifft sich einmal im Monat zum Austausch und Fachsimpeln mit anderen Seglern beim Vereinstreffen	In 6 Monaten

Herr Schulz: 63 Jahre

Herr Schulz lebt bereits seit 30 Jahren in einer stationären Einrichtung (Besondere Wohnform). Bis zum Umzug hatte er zu Hause bei seinen Eltern gelebt. Beide Eltern sind verstorben, von Amts wegen wurde eine Betreuung eingesetzt. Bei Herrn Schulz war zunächst die Ursache seiner stark ausgeprägten geistigen und seelischen Beeinträchtigungen nicht bekannt. Mit 18 Jahren wurde die Diagnose Fragiles-X-Syndrom gestellt. Als Erwachsener arbeitete Herr Schulz in einer Werkstatt für behinderte Menschen (WfbM); seit dem 45. Lebensjahr ist er berentet.

Erst vor drei Jahren wurde dann bei ihm die Diagnose Autismus-Spektrum-Störung gestellt. Dies erfolgte im Rahmen einer diagnostischen Abklärung in einem Medizinischen Zentrum für Erwachsene mit Behinderungen (MZEB). Retrospektiv sind Verhaltensbesonderheiten sowie Beeinträchtigungen in der kommunikativen und sozialen Interaktion seit der Kindheit beschrieben (z. B. in Entwicklungsberichten). Die ausführliche Abklärung im MZEB konnte eine deutliche Störung der Intelligenzfunktion bestätigen.

Herr Schulz kann sich örtlich und zeitlich nicht gut orientieren. Er wird als ruhiger und freundlicher Bewohner beschrieben, der vorsichtig und zurückhaltend sei. Allerdings wirkt seine emotionale Schwingungsfähigkeit und die Affektregulation auffällig und wenig vorhersagbar im Alltag. Eine Durchschlafstörung besteht nicht mehr, seitdem er abends ein Medikament (Melatonin) erhält. Er beschäftigt sich tagsüber mit dem Durchblättern von Zeitschriften (mit vielen Bildern) und sitzt gerne vor dem Fernseher. Eine Sehhilfe benötigt er nicht; die Sehfunktion wurde vor zwei Monaten augenärztlich als unauffällig beurteilt. Seit zwei Jahren ist bei ihm ein Bluthochdruck bekannt, der diätetisch und mit einem Medikament (Betablocker) behandelt wird. Obwohl er vom Personal regelmäßig angesprochen wird, trinkt er doch eher wenig und neigt zu Verstopfung. Er trägt eine Windel, seitdem er den Toilettengang nicht mehr ansagen kann. Insgesamt wird seitens der Fachkräfte beschrieben, dass seine Leistungsfähigkeit im kognitiven Bereich und beim Lernen abnimmt. Diesbezüglich ist in der psychologischen Sprechstunde im MZEB eine weitere Abklärung vorgesehen. Die Wiedervorstellung im MZEB wird wieder von seinem Hauptbezugsbetreuer (Besondere Wohnform) begleitet.

Die interdisziplinäre Zusammenarbeit mit den Fachleuten aus dem MZEB ist gut etabliert; seitens der Betreuerin liegen entsprechende Schweigepflichtsentbindungen vor. Für die interdisziplinäre Zusammenarbeit ist es bedeutsam, dass die Informationen der Mitarbeiter:innen (Kontext) unbedingt bei der Diagnostik und Entwicklung eines Therapie- und Unterstützungskonzeptes einzubeziehen sind. Auch eine Hörprüfung ist im MZEB vorgesehen. Bei der Wiedervorstellung soll auch angesprochen werden, ob Maßnahmen zur Unterstützten Kommunikation für Herrn Schulz hilfreich sein könnten. Auch einfache Aufgaben in der Wohngruppe können ihm nicht mehr übertragen werden. Routinetätigkeiten, wie Hygieneverrichtungen oder Zimmer-Aufräumen, kann er seit ein paar Jahren nicht mehr durchführen. Fortbestehend zeigen sich deutliche Auffälligkeiten der nonverbalen Kommunikation. Ohne verbale Ansprache kann er Mimik und Gestik meist nicht verstehen. Er spricht wenige einfache kurze Sätze, Konversationen sind ihm nicht möglich. Einfache, klare und ihm vertraute Inhalte und Ansprachen kann er verstehen, wenn dies von entsprechender (und für ihn vertrauter) Gestik begleitet ist. Er kann sich im Wohnheim in der Wohngruppe frei bewegen, dabei muss er aber beobachtet und kontrolliert werden, da seine Gefahreneinschätzung unzureichend ist. Vor ein paar Wochen hatte er sich in der Küche mit einem Messer verletzt (Schnittwunde); selbst- oder fremdaggressives Verhalten besteht üblicherweise nicht. Der Nachmittagsspaziergang ist für ihn ein Höhepunkt des Tages, er ist sehr gerne in der freien Natur. Bei der Selbstversorgung und im häuslichen Leben ist er vollständig auf die Hilfe der Mitarbeiter:innen in der Wohngruppe angewiesen. Die Anleitungen und Unterstützungen für ihn benötigen viel Zeit und Geduld der Beschäftigten. Er ist unter der Woche sehr gerne in der tagesstrukturierenden Gruppe, allerdings beschäftigt er sich dort meist alleine mit Zeitschriften oder Radiohören. Mit seinen Mitbewohnern (alles Männer) nimmt er gemeinsam die Mahlzeiten im Esszimmer ein, immer unter Betreuung und Anleitung von Fachpersonal. Sein Betreuer regelt alle rechtlichen und finanziellen Angelegenheiten für ihn. In vier Wochen ist ein Vorbereitungsgespräch mit dem Betreuer für die nächste Gesamtplanung vorgesehen. Dabei sollen die Beobachtungen, Vorstellungen und möglichen Ziele für den nächsten Bewilligungszeitraum zusammengetragen und diskutiert werden. Hierfür haben die Fachkräfte der Wohngruppe vier Wochen lang ein Protokoll geführt, das die Inhalte und Zeiten für Unterstützung, Anleitung und Beaufsichtigung von Herrn Schulz zusammenfasst. Hierum hatte die Hilfeplanerin bei der letzten Gesamtplanung gebeten.

ICF-Strukturierung

Aus didaktischen Gründen sind die Inhalte aus dem Text komplett in die Übersicht genommen worden. Deshalb sind an dieser Stelle mehr als die von der WHO empfohlenen Kodes (Items) aufgeführt.

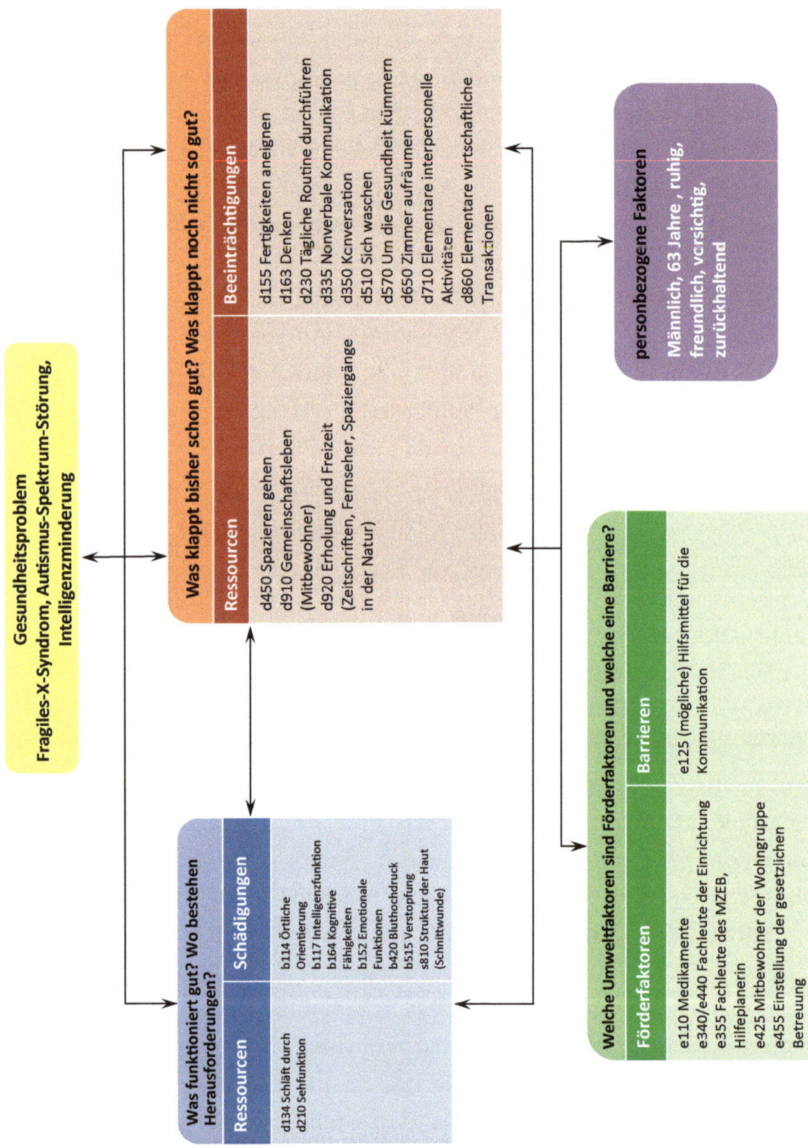

Herr Schulz

Netzwerkkarte

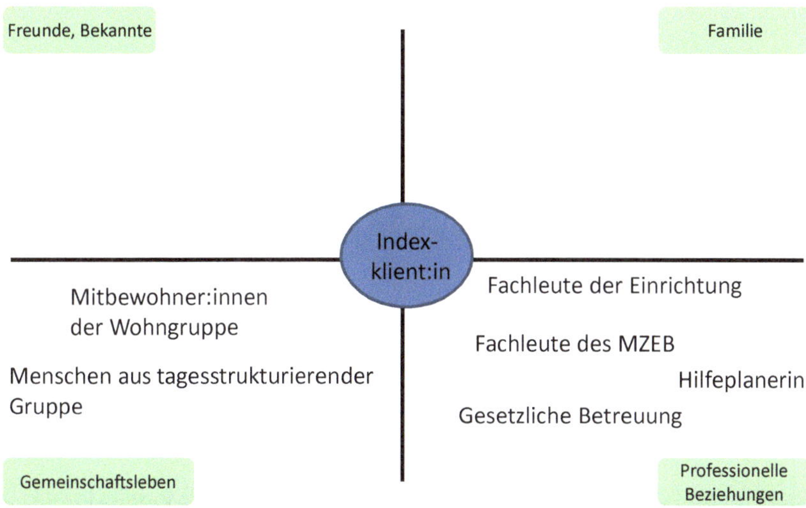

Personbezogene Betrachtung

„Spazierengehen."

„Essen Küche."

„Bilder gucken."

Interdisziplinäre Betrachtung

Ärztin des MZEB

„Herr Schulz zeigte zuletzt Hinweise für einen Abbau von kognitiven Fähigkeiten. Deshalb haben wir eine erneute Vorstellung im Verlauf empfohlen. Es ist erfreulich, dass er weiterhin gut ein- und durchschlafen kann."

Gesetzliche Betreuerin

„Herr Schulz und ich kennen uns nun schon länger. Er ist ein freundlicher und zurückhaltender Mensch. Ich kümmere mich um seine finanziellen Angelegenheiten sowie die Gesundheitssorge. Ich wünsche mir für Herrn Schulz ein weiterhin ruhiges und schönes Leben. Dies tut ihm gut."

Wechselwirkungen zu „Tägliche Routine durchführen“ (d230)

An dieser Stelle sind *mögliche* Wechselwirkungen vorgestellt; weitere Wechselwirkungen könnten beschrieben werden. Aus didaktischen Gründen sind alle Inhalte, die an dieser Stelle nicht aufgeführt werden, aus der Übersicht entfernt worden. Wechselwirkungen sind Hypothesen, die im interdisziplinären Diskurs Berücksichtigung finden.

a) Wechselwirkungen mit Körperfunktionen:
Die kognitiven Fähigkeiten (b164) von Herrn Schulz haben Einfluss auf das Ausüben seiner täglichen Routine. Das tägliche Ausführen der Routine trainiert seine kognitiven Fähigkeiten.

b) Wechselwirkungen mit dem Kontext:
Das Schlafmedikament (e110) hilft Herrn Schulz, seine tägliche Routine durchzuführen (abends schlafen, morgens aufstehen). Die Ausführung der täglichen Routine hat Einfluss auf das jeweilige Medikament (Anpassung der Dosierung, etc.).
Die Fachleute der Einrichtung (e340/e440) unterstützen Herrn Schulz dabei, seine tägliche Routine auszuführen. Die Ausführung der täglichen Routine, bzw. welche Unterstützung benötigt wird, hat Einfluss auf den Arbeitsplan und die Einstellung der Fachkräfte.

c) Wechselwirkungen mit anderen Lebensbereichen:
Das Zimmer aufzuräumen (d650) ist Teil der täglichen Routine. Deren Ausübung hat Einfluss auf den Zustand des Zimmers von Herrn Schulz. Beides steht in Wechselwirkung mit dem Denken (d163); das Durchführen von Routinen beeinflusst seine Vorstellungen (sein Denken), zielgerichtet zu handeln.

Wechselwirkungen: d230

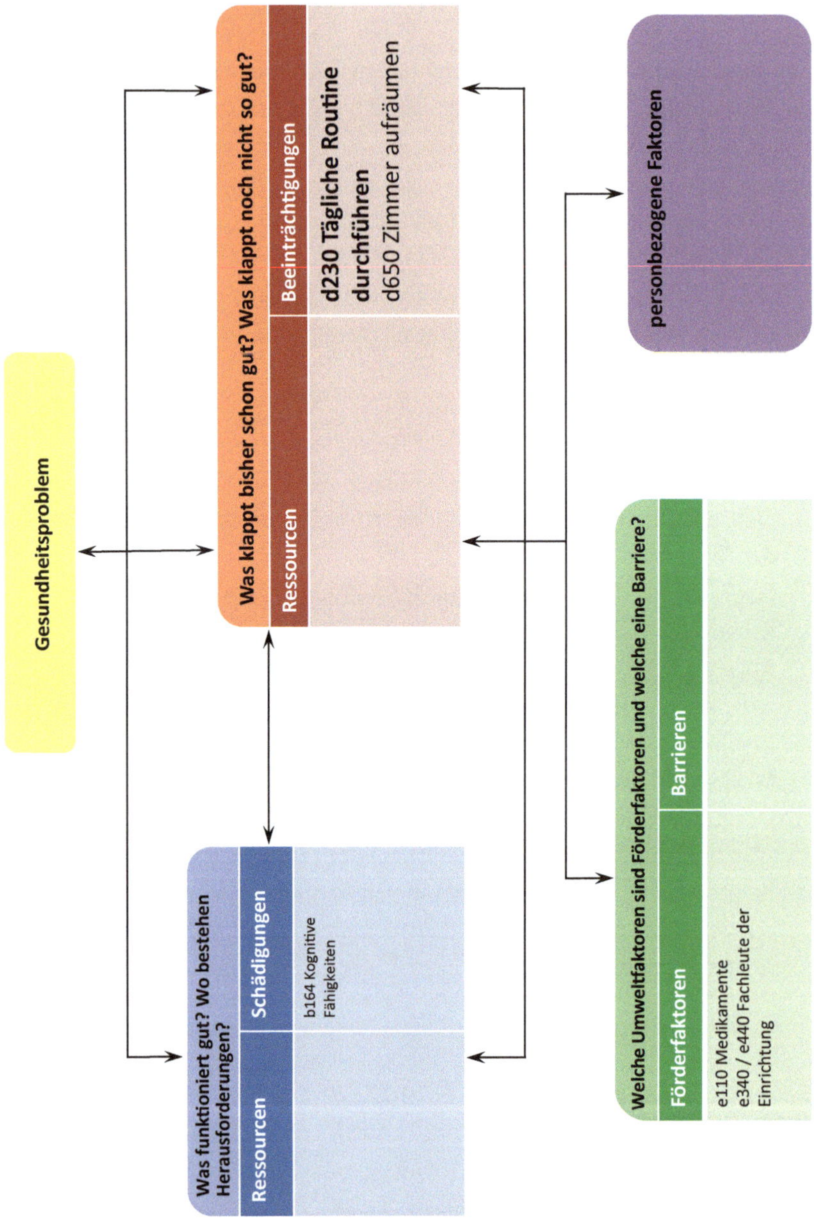

Veränderungswunsch	„Spazierengehen.“ „Bilder … gucken.“	„Herr Schulz zeigte zuletzt Hinweise für einen Abbau von kognitiven Fähigkeiten.“ (Ärztin MZEB)
Angesprochene Lebensbereiche	d350 Konversation d710 Elementare interpersonelle Aktivitäten d920 Freizeit und Erholung	d155 Fertigkeiten aneignen d163 Denken d230 Tägliche Routine durchführen
SMARTe Ziele	1) „Ich gehe mit meiner Betreuerin jede Woche zum Kiosk. Ich kaufe dann eine Zeitschrift.“ (d350, d710)	2) „Täglich arbeite ich eine Stunde mit der mitarbeitenden und betreuenden Sozialarbeiterin am Erstellen eines Albums, das meine Biografie visualisiert.“ (d163, d230)

Maßnahmenplan	Ziel 1) „Ich gehe mit meiner Betreuerin jede Woche zum Kiosk. Ich kaufe dann eine Zeitschrift.“	
Wer ist verantwortlich?	**Was?**	**Bis wann?**
Betreuerin (Wohnen)	Trägt im Wochenplan für Herrn Schmidt den Termin ein	Sofort und wöchentlich
Betreuerin (Wohnen)	Spricht Herrn Schmidt an und hilft ihm beim Vorbereiten für den geplanten Kauf	Wöchentlich
Betreuerin (Wohnen)	Geht mit Herrn Schmidt zum Kiosk und hilft beim Aussuchen und Kauf der Zeitschrift Begleitende Konversation zum Thema	Am Termin

Maßnahmenplan	Ziel 2) „Täglich arbeite ich eine Stunde mit meinem Betreuer am Erstellen eines Albums, das meine Biografie visualisiert.“	
Wer ist verantwortlich?	**Was?**	**Bis wann?**
Fachkraft (Wohnen)	Recherche für die Biografiearbeit gemeinsam mit Herrn Schulz; Austausch mit der Wohngruppenleitung und der gesetzlichen Betreuerin	In 3 Wochen
Fachkraft (Wohnen)	Trägt im Wochenplan für Herrn Schulz den Termin ein	In 3 Wochen
Fachkraft (Wohnen)	Mit Herrn Schulz gemeinsam ein Album erstellen und darüber kommunizieren	Täglich vor dem Abendessen

Quellen- und Literaturverzeichnis

Autismus Deutschland (2021): https://www.autismus.de/fileadmin/NEWS/Was_sind_Leitlinien_Fachgruppe_24.03.2021.pdf (Zugriff vom 21.06.2021)

AWMF (2016): https://www.awmf.org/uploads/tx_szleitlinien/028-018l_S3_Autismus-Spektrum-Stoerungen_ASS-Diagnostik_2016-05.pdf (Zugriff vom 18.04.2021)

AWMF (2021): https://www.awmf.org/uploads/tx_szleitlinien/028-047l_S3_Autismus-Spektrum-Stoerungen-Kindes-Jugend-Erwachsenenalter-Therapie_2021-04_1.pdf (Zugriff vom 21.06.2021)

BAG (Bundesarbeitsgemeinschaft) Landesjugendämter (2019): Anforderungen an die Jugendämter durch das Bundesteilhabegesetz. In: http://www.bagljae.de/assets/downloads/140_anforderungen-an-die-jugendaemter-durch-das-bundesteilhabegesetz.pdf (PDF-Dokument) (Zugriff vom 15.06.2021).

Beauftragte der Bundesregierung für die Belange von Menschen mit Behinderung (Januar 2017): Die UN-Behindertenrechtskonvention. Übereinkommen über die Rechte von Menschen mit Behinderungen. https://www.behindertenbeauftragte.de/SharedDocs/Publikationen/UN_Konvention_deutsch.pdf?__blob=publicationFile&v=2 (Zugriff vom 18.04.2021)

Behörde für Soziales, Familie, Gesundheit und Verbraucherschutz (2008): 85. Arbeits- und Sozialministerkonferenz 2008 am 13./14. November 2008 in Hamburg. Be-schlüsse der 85. Konferenz der Ministerinnen und Minister, Senatorinnen und Senatoren für Arbeit und Soziales der Länder. Hamburg. https://asmkintern.rlp.de/fileadmin/asmk-intern/Beschluesse/Aeltere_Beschluesse/ergebnisprotokoll_85_asmk.pdf (Zugriff vom 18.04.2021)

BMAS (Bundesministerium für Arbeit und Soziales): Dritter Teilhabebericht der Bundesregierung über die Lebenslagen von Menschen mit Beeinträchtigungen https://www.bmas.de/DE/Service/Publikationen/a125-21-teilhabebericht.html (PDF-Dokument) (Zugriff vom 15.06.2021).

BMAS (Bundesministerium für Arbeit und Soziales): Nationaler Aktionsplan 2.0 der Bundesregierung zur UN-Behindertenrechtskonvention (UN-BRK). https://www.gemeinsam-einfach-machen.de/SharedDocs/Downloads/DE/AS/NAP2/NAP2.pdf;jsessionid=2305C9866DB7F9037E7B2EA4F62FEC83.2_cid330?__blob=publicationFile&v=3 (Zugriff vom 18.04.2021)

Bölte S, Mahdi S, Coghill D, Shur-Fen Gau S, Granlund M, Holtmann M, Karande M, Levy F, Rohde LA, Segerer W, de Vries PJ, Selb M (2018): Standardised assessment of functioning in ADHD: consensus on the ICF Core Sets for ADHD. Eur Child Ado-lesc Psychiatry 27, 1261–128

Bölte S, Mahdi S, de Vries PJ, Granlund M, Robison JE, Shulman C, Swedo S, Tonge B, Wong V, Zwaigenbaum L, Segerer W and Selb M (2019): The Gestalt of functioning in autism spectrum disorder: Results of the international conference to develop final consensus International Classification of Functioning, Disability and Health core sets: Autism, Vol. 23(2) 449–467. BTHG 2016: https://www.gesetze-im-internet.de/bthg/ (Zugriff vom 18.04.2021)

Bundesarbeitsgemeinschaft der überörtlichen Träger der Sozialhilfe (BAGüS) (Februar 2018): Orientierungshilfe zur Gesamtplanung §§ 117 ff. SGB IX / §§ 141 ff. SGB XII. https://www.der-paritaetische.de/fileadmin/user_upload/Schwerpunkte/Bundesteilhabegesetz/doc/02_2018an.pdf (Zugriff vom 18.04.2021)

Bundesministerium für Justiz und für Verbraucherschutz (o. J.): BTHG – nichtamtliches Inhaltsverzeichnis. https://www.gesetze-im-internet.de/bthg/ (Zugriff vom 18.04.2021)

Deutsches Institut für medizinische Dokumentation und Information (DIMDI) (2005): ICF – International Classification of Functioning, Disability and Health. http://www.dimdi.de/static/de/klassi/icf/ (Zugriff vom 18.04.2021)

Deutsche Vereinigung für Rehabilitation DVfR & Deutsche Gesellschaft für Rehabilitationswissenschaften DGRW (2012): Diskussionspapier Teilhabeforschung. https://www.dvfr.de/fileadmin/user_upload/DVfR/Downloads/Fachausschuesse/Forschung/Diskussionspapier_Teilhabeforschung_-_DVfR-DGRW_März2012.pdf (Zugriff vom 18.04.2021)

Die Direktorin des Landschaftsverbandes Rheinland und der Direktor des Landschaftsverbandes Westfalen-Lippe (2019): Bedarfe ermitteln. Teilhabe gestalten. BEI_NRW. Handbuch. https://www.lvr.de/media/wwwlvrde/soziales/menschenmitbehinderung/1_dokumente/hilfeplan/Handbuch_BEI-NRW_10_04.pdf (Zugriff vom 18.04.2021)

Fachstelle – Ergänzende unabhängige Teilhabeberatung, Gesellschaft für soziale Unternehmensberatung mbH (o. J.): Angebote der Ergänzenden unabhängigen Teilhabeberatung (EUTB). https://www.teilhabeberatung.de/artikel/angebote-der-ergaenzenden-unabhaengigen-teilhabeberatung-eutb (Zugriff vom 18.04.2021)

Fachstelle – Ergänzende unabhängige Teilhabeberatung, Gesellschaft für soziale Unternehmensberatung mbH (o. J.): Ergänzende unabhängige Teilhabeberatung – unser Leitbild. https://www.teilhabeberatung.de/artikel/ergaenzende-unabhaengigeteilhabeberatung-unser-leitbild (Zugriff vom 21.04.2021)

Fachstelle – Ergänzende unabhängige Teilhabeberatung, Gesellschaft für soziale Unternehmensberatung mbH (o. J.): Beratungsangebote der EUTB. https://www.teilhabeberatung.de/beratung/beratungsangebote-der-eutb (Zugriff vom 10.11.2019)

Freitag CM (2020): Von den tiefgreifenden Entwicklungsstörungen in ICD-10 zur Autismus-Spektrum-Störung in ICD-11. Zeitschrift für Kinder- und Jugendpsychiatrie und Psychotherapie. DOI:10.1024/1422-4917/a000774

Grampp G (2019): Die ICF verstehen und nutzen. Balance-Verlag, 3. Auflage

Mahdi S, Viljoen M, Yee T, Selb M, Singhal N, Almodayfer O, Granlund M, de Vries PJ, Zwaigenbaum L, Bölte S (2018): An International Qualitative Study of Functioning in Autism Spectrum Disorder Using the World Health Organization International Classification of Functioning, Disability and Health. Autism Research 11: 463–475

Mukaino M, Prodinger B, Yamada S, Senju Y, Izumi SI, Sonoda S, Selb M, Saitoh E, Stucki G (2020): Supporting the clinical use of the ICF in Japan – development of the Japanese version of the simple, intuitive descriptions for the ICF Generic-30 set, its operationalization through a rating reference guide, and interrater reliabil-ity study. BMC Health Serv Res. 2020 Jan 30; 20(1): 66

Niedersächsisches Landesamt für Soziales, Jugend und Familie (2018): Handbuch für das Teilhabe- und Gesamtplanverfahren einschließlich der Bedarfsermittlung Niedersachsen (B.E.Ni). https://soziales.niedersachsen.de/startseite/menschen_mit_behinderung/eingliederungshilfe_fur_behinderte_menschen/bedarfsermittlungsinstrument_niedersachsen_b_e_ni/das-bedarfsermittlungsinstrument-niedersachsen-162892.html (Zugriff vom 18.04.2021)

Pretis M (2016): ICF-basiertes Arbeiten in der Frühförderung. München: Ernst Reinhardt Verlag München Basel

Schaumberg T, Seidel A (2017): Der Behinderungsbegriff des Bundesteilhabegesetzes – ein überflüssiger Paradigmenwechsel? Teil 1; Die Sozialgerichtsbarkeit SGb Heft 10, 572–578

Schaumberg T, Seidel A (2017): Der Behinderungsbegriff des Bundesteilhabegesetzes – ein überflüssiger Paradigmenwechsel? Teil 2; Die Sozialgerichtsbarkeit SGb Heft 10, 618–626

Schaumberg T, Seidel A (2018): Teilhabe ABC – Praktische Tipps und Ratschläge zur Teilhabe. Bundesverband Selbsthilfe Körperbehinderter e.V.

Schiariti V, Sauve K, Klassen AF, O'Donnell M, Cieza A, Mâsse LC (2014): 'He does not see himself as being different': the perspectives of children and caregivers on relevant areas of functioning in cerebral palsy. Dev Med Child Neurol 56 (9): 853–61

Schuntermann, MF (2005): The implementation of the International Classification of Functioning, Disability and Health in Germany: experiences and problems. Int J Rehabil Res 28 (2): 93–102

Schuntermann MF (2009): Einführung in die ICF: Grundkurs – Übungen – offene Fragen; Ecomed Medizin, Hamburg

Seidel A, Simon L (2014): Funktion und Bedeutung der ICF-CY in der Praxis der Interdisziplinären Frühförderung in Deutschland. Sonderpädagogische Förderung 2: 136–149

Seidel A (2015): Theoretische und praktische Aspekte für die Anwendung der ICF-CY in der Neuropädiatrie Neuropädiatrie in Klinik und Praxis 14. Jg. Nr. 3, S. 1–8

Thüringer Ministerium für Arbeit, Soziales, Gesundheit, Frauen und Familie (TMASGFF) (o. J.): Thüringer Ministerium für Arbeit, Soziales, Gesundheit, Frauen und Familie: ITP Downloads. https://www.tmasgff.de/soziales/menschen-mit-behinderungen/itp-downloads (Zugriff vom 18.04.2021)

Umsetzungsbegleitung Bundesteilhabegesetz – Deutscher Verein für öffentliche und private Fürsorge e.V. (o. J.): Änderungen im Einzelnen – Was ändert sich durch das BTHG? https://umsetzungsbegleitung-bthg.de/gesetz/aenderungen-im-einzelnen/ (Zugriff vom 18.04.2021)

UN-BRK (2008): UN-Behindertenrechtskonvention http://www.un.org/depts/german/uebereinkommen/ar61106-dbgbl.pdf (Zugriff vom 18.04.2021)

Vargus-Adams JN, Majnemer A (2014): International Classification of Functioning, Disability and Health (ICF) as a Framework for Change: Revolutionizing Rehabilitation. J Child Neurol 29 (8): 1030–1035

Wansing G, Windisch M (2017): Selbstbestimmte Lebensführung und Teilhabe. Behinderung und Unterstützung im Gemeinwesen. Stuttgart: W. Kohlhammer Verlag

World Health Organization (2001): ICF, World Health Organization, Genf

World Health Organization (2007): ICF-CY, World Health Organization, Genf

World Health Organization (2011): ICD-10, World Health Organization, Genf

WHO (2017): Internationale Klassifikation der Funktionsfähigkeit, Behinderung und Gesundheit bei Kindern und Jugendlichen. Hollenweger J und Kraus de Camargo O. Verlag Hogrefe